L'hôpital
à cœur ouvert

DU MÊME AUTEUR

Les Enjeux de la protection sociale, *LGDJ Montchrestien, 1994*
L'Affolante Histoire de la vache folle, *en coll., Balland, 1996*
Ces peurs qui nous gouvernent, *Albin Michel, 2002*
Manifeste contre la pauvreté, *en coll. avec Jérôme Cordelier, Oh ! Éditions, 2004*
La Nouvelle Équation sociale (commission familles, vulnérabilité, pauvreté), *La Documentation française, 2005*
La Pauvreté en héritage, *en coll. avec Sylvaine Villeneuve, Robert Laffont, 2006*
Code des droits contre l'exclusion, *sous la dir. de Martin Hirsch et Denis Chemla, Dalloz, 2006*
50 droits contre l'exclusion, *avec l'Agence nouvelle des solidarités actives, Dalloz, 2008*
La Chômarde et le haut-commissaire, *avec Gwenn Rosière, Oh ! Éditions, 2008*
50 droits des ados, *en coll. avec Ivana Djordjevic, Dalloz, 2010*
Secrets de fabrication, *Grasset, 2010*
Pour en finir avec les conflits d'intérêts, *Stock, 2010*
Sécu : objectif monde. Le défi universel de la protection sociale, *Stock, 2011*
L'abbé Pierre. « Mes amis, au secours ! », *avec Laurent Desmard, Découvertes Gallimard, 2012*
La Lettre perdue, *Stock, 2012*
Cela devient cher d'être pauvre, *Stock, 2013*
Qu'est-ce que la gauche ?, *Fayard, 2017 (ouvrage collectif)*

Martin Hirsch

L'hôpital
à cœur ouvert

Stock

Couverture : atelier Didier Thimonier
Photo de couverture : © Julien Falsimagne

ISBN : 978-2234-07748-5

© Éditions Stock, 2017

Pour Florence Noiville,
Qui, seule, sait ce que signifie
Espérer Transformer Le Bagne (ETLB),

En méditant ces vers de Victor Hugo :

Les cieux n'ont plus d'enfers, les lois n'ont plus de bagnes
Toute l'humanité, dans sa splendide ampleur
Sent le don que lui fait le moindre travailleur.

Les Châtiments, Lux II

Les règles de l'arithmétique ne doivent pas s'appliquer aux unités humaines – qui, dans notre équation, représentent soit zéro, soit l'infini.

Le Zéro et l'Infini, Arthur Koestler, Calmann-Lévy, 1945.

Introduction

En cette fin août 2017, nous sommes une dizaine dans la salle de staff du service de réanimation de l'Hôpital européen Georges-Pompidou (HEGP). Autour de la table se trouvent des infirmières et infirmiers, des aides-soignantes, des cadres, un réanimateur, la directrice des soins, la directrice de l'hôpital. L'ambiance est un peu tendue. On m'a suggéré de venir pour le « débrief » d'une situation bien particulière : huit jours auparavant, ce service a accueilli un patient terroriste, qui a attaqué des policiers à Levallois-Perret. L'équipe s'est posé beaucoup de questions et la directrice souhaite que la discussion collective se tienne en ma présence.

La cadre commence par une énumération sinistre : « Il faut qu'on vous dise que, pour nous, en réa à HEGP, le terrorisme, cela revient souvent : il y a eu *Charlie*, le Bataclan, l'alerte à la bombe dans notre établissement, le terroriste du Louvre, le policier des Champs-Élysées et maintenant le terroriste de Levallois-Perret. » Et une aide-soignante d'enchaîner : « Ma première question, c'est : pourquoi est-ce encore tombé sur nous ce coup-ci ? » Au tour de ses collègues de partager leurs interrogations : « Suis-je obligé de le soigner ? Ai-je le droit d'exprimer mes sentiments ? De dire que cela me pose un problème ? Existe-t-il une clause de conscience ? »

Peu de temps auparavant, nous avons justement, à l'AP-HP, adopté un « Manifeste des valeurs ». Issu d'un travail de six mois, il a vu 3 000 professionnels contribuer à l'élaboration d'un texte récapitulant les valeurs les plus importantes aux yeux des équipes hospitalières. Nous avons écrit : « Travaillant à l'Assistance publique-Hôpitaux de Paris, nous nous reconnaissons une responsabilité particulière pour porter collectivement une haute conception du service public hospitalier, être à la pointe de la médecine, faire bénéficier l'ensemble de nos patients des meilleurs soins, être un acteur majeur de la solidarité. […] Nous considérons qu'aucune maladie, aussi rare soit-elle, ne doit être négligée, qu'aucune souffrance ne doit être ignorée, qu'aucun patient ne peut être laissé de côté. » Nous n'avons pas écrit : « Même les terroristes », « Même ceux que nous avons envie de considérer comme des salauds ».

L'émotion est palpable dans les échanges. En réalité, chacun a conscience que le métier de soignant implique de prendre tout le monde en charge, mais semble gêné par les sentiments contradictoires qui l'ont envahi, sans savoir s'il a le droit de les exprimer, de les partager et d'être entendu. Ils se sont tous retrouvés dans une situation particulière où, gagnant un matin leur lieu de travail, qui est un lieu de soin, ils ont vu leur hôpital encerclé de forces de police lourdement armées. On leur a expliqué la situation en leur demandant de garder la discrétion. Mais ils ont vite été aux prises avec la pression de l'actualité, les chaînes d'information en continu ayant elles-mêmes posté leurs reporters lourdement équipés, faisant connaître le lieu d'hospitalisation du terroriste intercepté sur l'autoroute quelque temps plus tôt. Au sein même du service, les soignants ont dû coexister avec des policiers en armes, parfois cagoulés. « Vous comprenez, quand j'ai demandé au patient comment il allait, je me suis fait reprendre par un policier qui a surgi parce qu'il m'avait entendu lui parler, comme si je n'avais pas le droit de le faire. » « Et pour les familles qui devaient visiter un proche mourant dans la chambre à côté, vous croyez que c'était agréable de voir des hommes en uniforme avec des mitraillettes dans le couloir ? »

La discussion est riche. On leur explique que ce n'est pas toujours sur leur hôpital que « cela tombe ». Leurs collègues de l'hôpital Avicenne ont reçu les terroristes du Bataclan arrêtés à Saint-Denis, en même temps qu'ils prenaient en charge des victimes de ces mêmes hommes. Bien sûr, les hôpitaux les plus spécialisés sont les plus sollicités. Une société qui permettrait de distinguer à qui on peut ou non prodiguer des soins se placerait elle-même dans une position extrêmement dangereuse. Les principes, chacun les comprend. Mais les connaître ne suffit pas à canaliser les émotions, les angoisses, avivées, par rapport à d'autres situations où l'on prend en charge des criminels, en raison de la pression médiatique, l'impression d'une intrusion menaçante qui envahit aussi bien la sphère professionnelle que la sphère personnelle. L'une des aides-soignantes ne prend pas part à la discussion jusqu'au moment où je demande s'ils ont eux-mêmes peur depuis que la menace d'attentats est présente. « Oui, d'autant plus que la semaine dernière j'étais en vacances à Barcelone, sur les Ramblas, au moment de l'attentat. » Elle fait partie de celles et ceux qui ont dû courir quand une voiture a écrasé la foule.

Ressort ensuite l'immense angoisse ressentie quelques mois auparavant quand une partie de l'hôpital a été évacuée à la suite d'une alerte à la bombe. Il a fallu vider l'étage où la bombe était censée avoir été déposée, la réanimation justement. « Vous vous rendez compte ? On était dessous ! C'était un peu la pagaille. »

Nous discutons près de deux heures, en espérant que cela dissipe au moins une partie de l'angoisse, que cela permette de vivre avec des questionnements ouverts plutôt qu'avec une culpabilité rentrée. Nous convenons qu'il est nécessaire de mieux préparer les agents à ce type de situations, de faire régulièrement des exercices, de multiplier les espaces de parole. À la fin, on se met même à sourire du problème des policiers à la mitraillette auxquels on n'osait pas dire de ne pas manger un plat de pâtes dans la chambre d'un malade en réanimation alors qu'on interdit aux familles d'apporter la moindre nourriture.

Quel drôle de métier ! Celui où l'on reçoit davantage de félicitations et de messages d'admiration quand on reçoit une heure « Flotus », la First Lady des États-Unis – c'était le cas à l'hôpital Necker la veille du 14-Juillet –, que quand on réussit à transformer un établissement ou à débloquer un dossier encalminé depuis dix ou quinze ans.

Il y a peu de fonctions aussi diverses et exigeantes que celles de directeur général de l'AP-HP, poste auquel j'ai été nommé fin 2013. J'ai pourtant fait des choses variées dans ma vie. J'ai exercé différents types de responsabilités, connu le travail sous forte pression, été en prise avec des problèmes ardus et des crises sensibles.

Mais jamais un métier où l'on est tour à tour un peu médecin, un peu chercheur, un peu architecte, un peu promoteur immobilier, un peu psychologue, un peu enquêteur, un peu diplomate, un peu contrôleur et un zeste manageur ; tantôt investisseur, tantôt *cost killer* ; parfois projeté dans le long terme – quand il s'agit d'établir le programme d'un hôpital qui ouvrira dans dix ans –, parfois précipité dans l'urgence la plus extrême, quand il s'agit de déclencher le plan blanc, sans disposer de plus de quelques minutes de réflexion ; tantôt dans les préoccupations d'intérêt général, quand il faut déployer un système d'information qui va concerner des millions de patients, souvent dans le cas particulier, quand il faut trouver un urologue à celui qui demande un deuxième avis avant de savoir à qui il va confier sa prostate.

Dans ce livre, j'ai eu envie de faire découvrir l'AP-HP. Le plus grand hôpital d'Europe, l'un des plus vastes établissements du monde.

L'AP-HP, c'est à elle toute seule un dixième de l'ensemble du secteur hospitalier français. À l'exception de l'hôpital Sainte-Anne et de l'établissement des Quinze-Vingt, deux hôpitaux spécialisés, tous les hôpitaux publics parisiens appartiennent à l'AP-HP. Et beaucoup d'hôpitaux en région parisienne, que l'on continue parfois malencontreusement d'appeler les « extra-muros ». À cet ensemble d'Île-de-France s'ajoutent quelques établissements qui nous font aller de Berck, dans les Hauts-de-France, jusqu'à Hendaye, sur la côte Basque et San Salvadour, près de Toulon. L'AP-HP ne s'est pas construite artificiellement par des mécanismes de fusion-acquisition mais a été conçue dès le milieu du XIXe siècle comme une administration (on l'appelait alors l'Administration générale de l'Assistance publique après l'avoir nommée Conseil général des hospices de Paris) chargée de gérer et développer les hôpitaux. Elle regroupe aujourd'hui une quarantaine d'hôpitaux, emploie 100 000 personnes, reçoit 10 millions de patients, développe des milliers de programmes de recherche et forme de très nombreux professionnels de santé.

Passer par les coulisses, regarder l'envers du décor, décrire la machinerie, tenter d'en faire percevoir l'âme, voilà ce que je souhaite partager grâce à cet ouvrage. L'hôpital public est un bien commun. Il est financé par les cotisations sociales de l'ensemble de la population. J'ai coutume de dire que les patients nous confient les deux biens qui leur sont les plus précieux : leur santé et leur porte-monnaie, à travers le financement public du système de santé. Nous devons donc veiller à protéger au mieux l'un et l'autre.

L'hôpital public a vocation à être ouvert à tous. D'être le dernier rempart. En effet, les services d'urgence sont ouverts vingt-quatre heures sur vingt-quatre et trois cent soixante-cinq jours par an. On soigne avant de demander la carte bancaire ou la carte Vitale. Les permanences d'accès aux soins ont été conçues pour permettre d'intégrer dans le circuit celles et ceux qui ne pourraient pas le faire par les voies classiques. Ce qui commande l'accès à l'hôpital, c'est le besoin de soins, pas le statut de la personne. Dernier rempart, quand les autres ne peuvent faire leur office. Parce que l'hôpital public existe, nul ne peut être « refusé de partout ».

Rempart, il est aussi repère. Car, si l'hôpital public vacille, j'ai la faiblesse de penser que tout devient fragile. Dans notre pays, où il existe, au-delà des fonctions régaliennes, deux grands services publics, qui méritent probablement plus que les autres leur majuscule, l'École publique et l'Hôpital public. Ils font partie de notre patrimoine social et culturel, administratif et républicain.

Ils sont des repères pour l'ensemble de la population. Lieux d'égalité, lieux de gratuité, ils sont identifiés comme l'ossature de notre République. Et ils en sont aussi les thermomètres. Quand ils ne fonctionnent pas bien, c'est l'ensemble de la République qui semble malade. Quand l'un ou l'autre est en crise existentielle, c'est l'existence même de notre République qui est questionnée.

Rempart, il est aussi le lieu qui répare. Il répare, parce que la médecine est en quelque sorte « réparation ». On y soigne un organe, on remet l'organisme en état, on soutient, on soulage, on rassure, on rééquilibre, on stabilise, on rétablit, selon les termes mêmes employés au quotidien.

En Grande-Bretagne, le service public de santé, le fameux « NHS », est une institution. Pas un pilier de la République dans ce royaume, mais rien de moins que la « religion nationale » selon un ancien ministre. Pas un jour sans que les journaux anglais, des tabloïds au sérieux *Guardian*, ne consacrent un article à son fonctionnement, à son avenir.

En France, le système de santé est beaucoup moins au cœur du débat public. Pourquoi ?

Santé, l'impossible débat ?

La politique de santé est probablement l'une des plus délicates, des plus difficiles à appréhender. Des besoins infinis, des moyens limités. Une vocation individuelle, au sein d'une organisation complexe. Le premier sujet de préoccupation de la population, mais une technicité qui en rend les enjeux abscons. Avant d'être une technique, la médecine a été un art. On parle d'art médical. C'est un art qui s'exerce. Ce mot a une signification ambiguë. L'art ne s'évalue pas, ou difficilement. Les artistes ne se comparent pas entre eux.

Dans le débat public, la santé est le plus souvent abordée par sa dimension économique : le coût des médicaments, les plans d'économies à l'hôpital, les honoraires des médecins, les dépenses, les cotisations, le déficit de la Sécurité sociale. Or la médecine et l'argent font mauvais ménage. Comment attribuer un prix à une vie humaine ? Comment imaginer que l'on limite les moyens quand il s'agit de sauver un enfant ? Comment un pays peut-il renoncer à un médicament quand il permet de réduire la mortalité ? Comment apposer un prix sur un bien qui n'en a pas ?

Cela induit une frustration permanente. On sent que le débat échappe. Qu'il n'a jamais vraiment lieu. Une sorte de surprise a surgi pendant la campagne présidentielle récente, lorsqu'on a cru que, tout à coup, les questions de santé seraient au cœur des débats. Cela a duré quelques petites semaines. François Fillon avait fait figurer dans son programme le recentrage de la Sécurité sociale sur le « grand risque », proposant que le « petit risque » soit confié au marché, aux assurances. Cette proposition d'inspiration libérale – et qui en réalité remettait au goût du jour une idée déjà très en vogue dans les années 1990 – a provoqué un concert d'indignations. C'en était fini de la Sécurité sociale. La privatisation était en marche. Les Français ne seraient plus égaux face aux soins. L'un de ses porte-parole fut la risée générale après s'être emmêlé les pinceaux dans des « rhumes pas graves » qui relèveraient de l'assurance privée et des « rhumes graves » qui resteraient dans le giron de la Sécurité sociale.

Le candidat dut faire marche arrière, avant que d'autres sujets n'engloutissent sa campagne dans un abîme autrement plus profond que le pauvre trou de la Sécurité sociale. Le débat qui n'avait fait que démarrer a vite tourné court.

Un système de santé omniprésent dans les pensées des patients, mais curieusement le plus souvent absent du débat politique. Comme un objet brûlant. S'attaquer à la santé, c'est se heurter au risque de perdre les élections. Jacques Barrot, qui fut le ministre de la Sécurité sociale de la fin du septennat de Valéry Giscard d'Estaing avant de redevenir celui d'Alain Juppé quinze ans plus tard, était persuadé que les médecins avaient fait perdre les élections à Giscard en 1981. Sept ans plus tard, les mêmes n'étaient pas loin de penser que le plan Séguin avait valu sa défaite à Jacques Chirac, avec la limitation des affections de longue durée et la fameuse « baleine » symbolisant la Sécurité sociale. En 1997, le plan Juppé de 1995 n'a pas été étranger à l'échec de la droite aux législatives qui ont suivi la dissolution de l'Assemblée nationale. Et en 2012, la loi « hôpital santé territoire » adoptée au milieu du quinquennat de

Nicolas Sarkozy a contribué à rendre l'univers hospitalier hostile au gouvernement.

À l'inverse, les présidents de la République peuvent-ils avoir une influence sur la santé ? Il est intéressant de voir que, tout au long de la Ve République, le président qui a sauvé le plus de vies humaines est probablement Jacques Chirac. Non pas par les mesures prises sur la santé, mais par l'extraordinaire impulsion donnée à la politique de sécurité routière. Il a plusieurs dizaines de milliers de vies sauvées à son actif.

Ce qui s'est passé est d'ailleurs un cas d'école en matière de santé publique. Tout démarre par une apostrophe aux candidats à l'élection présidentielle de 2002 par un groupe d'experts activistes mené par le professeur Claude Got. Celui-ci se contente de demander à chacun des candidats s'il maintiendra la tradition de l'amnistie présidentielle des délits routiers au lendemain de son élection, en rappelant le nombre de morts dans les mois précédant les échéances électorales. Il obtient de la plupart des candidats, dont Jacques Chirac, la promesse de rompre avec cette tradition que personne n'avait jamais osé remettre en question. Pour la première fois, l'amnistie n'a pas lieu. La courbe des accidents de la route, qui avait cessé de décroître depuis de longues années, connaît une inflexion spectaculaire passant de près de 10 000 morts à moins de 4 000 morts par an.

Il est important de rappeler que la décision prise par un ministre de la Santé qui a eu le plus d'impact, en termes d'années de vie sauvées, est très simple et n'a rien coûté : elle a relayé les recommandations de ne plus coucher les nouveau-nés sur le ventre, contrairement aux préconisations en vogue dans les maternités. Alors que, chaque année, plus de 700 nourrissons étaient tragiquement victimes de la « mort subite », ce nombre est passé en quelques mois à 250.

Il faut dire que les choix politiques en matière de santé sont extraordinairement délicats. Les « déterminants » de la santé sont avant tout les comportements et les paramètres sociaux. Ce qui a le plus d'influence sur l'espérance de vie, c'est l'alimentation, l'alcool, le tabac et l'exercice physique. Avant le nombre de lits hospitaliers, avant la qualité des médecins, avant la distance entre un hôpital et le domicile, avant la disponibilité des médicaments. Or il est difficile pour une autorité politique de bâtir un discours, un programme, un plan autour de la modification des comportements.

Je me souviendrai toujours de ce que nous avons fait avec Bernard Kouchner, alors secrétaire d'État à la Santé, dont j'étais le directeur de cabinet, à la fin des années 1990. Le débat faisait rage autour de la dépénalisation du cannabis. Bernard Kouchner était persuadé que la pénalisation était contre-productive. La loi de 1970 prévoyait des peines de prison pour des consommateurs de cannabis. Or cette loi n'avait pas fait ralentir la consommation. Au contraire, le nombre de consommateurs augmentait année après année, notamment chez les jeunes. Mais l'époque était, déjà, à la sécurité, avec un ministre de l'Intérieur, Jean-Pierre Chevènement, qui fustigeait les « sauvageons ». Le simple fait de dire que l'on envisageait de réviser la loi de 1970 exposait à l'accusation terrible de laxisme. Le sujet était tout simplement tabou. Le ministre eut l'idée d'aborder le sujet autrement, par le biais scientifique. Un professeur de pharmacologie renommé, Bernard Roques, fut chargé de rédiger un rapport sur le risque relatif des différentes drogues ou toxiques, indépendamment de leur statut juridique. En d'autres termes, il ne lui était pas demandé de savoir s'il fallait ou non légaliser le cannabis, mais tout simplement de prendre toutes les substances « psychoactives », c'est-à-dire pouvant avoir un effet sur le cerveau et créer une dépendance, et les classer par risque. Le travail fut fait avec méthode, en tenant compte de ce qu'on savait des effets sur le cerveau et les autres organes vitaux, du nombre de morts constatés, de la force de la dépendance. Et le classement fut surprenant. Au premier rang, apparurent l'alcool et le tabac, à égalité avec l'héroïne. Et bien loin derrière, le cannabis. Bernard Kouchner essaya de s'appuyer sur ce travail scientifique pour aller convaincre le Premier ministre qu'il fallait changer l'ordre des priorités dans la lutte contre la toxicomanie, si l'on suivait une logique de santé publique, c'est-à-dire des objectifs de mort évitée. Je me retrouvai donc, directeur de cabinet, à accompagner le ministre à l'hôtel Matignon dans le bureau du Premier ministre, Lionel Jospin. Celui-ci laissa quelques minutes Bernard Kouchner exposer les conclusions du rapport puis l'interrompit : « Bernard, sais-tu quel est le sport national dans ma circonscription à Cintegabelle ? – Non, Lionel. – Le "pastis au mètre". Et sais-tu de quoi il s'agit ? – Je dois reconnaître que non. – On place sur le comptoir tous les cinq centimètres un verre de pastis sans eau. Et le gagnant est celui qui a franchi la plus grande distance. Les vrais hommes n'arrêtent pas avant un mètre... (Je calculais mentalement, effaré, que cela faisait vingt pastis...) – Ah je vois... – Et tu veux que je retourne dans ma circonscription, que j'aille au bistrot le dimanche matin avec deux policiers pour leur dire qu'ils sont tous des délinquants ? »

Exit le rapport Roques. On obtint néanmoins que la délégation chargée de la lutte contre la toxicomanie vît ses attributions élargies à l'alcool et au tabac, mais avec interdiction de faire trop de vagues... Vingt ans après, le débat n'est pas clos. Vincent Peillon, à peine nommé ministre de l'Éducation nationale en 2012, fit grand scandale en prenant position pour la dépénalisation du cannabis.

Parler de santé ou de politique de santé, c'est parler des comportements, c'est parler de la mort, c'est évoquer des choix : on mesure combien c'est délicat. On peut certes dire qu'un sujet est majeur – par exemple, le cancer – ou qu'une population est l'objet d'attentions particulières – par exemple, les jeunes – mais il est impossible de dire que, par conséquent, les autres ne sont pas prioritaires – par exemple, les maladies cardio-vasculaires qui s'effaceraient devant le cancer ou les seniors qui feraient l'objet de moins d'attention que les jeunes... Le responsable politique qui s'y risquerait affronterait immédiatement un déluge de critiques auxquelles il ne résisterait pas.

Outre les comportements des patients, intervient le comportement des professionnels de santé, et notamment des médecins. Or ces derniers détestent que la puissance publique se mêle de leur dicter leur comportement. Ils éprouvent une aversion profonde pour la bureaucratie en général, et pour l'administration de la Sécurité sociale en particulier. Toute recommandation qui émane de cet univers est aussitôt suspecte. La charte de la médecine libérale, et même le Code de déontologie, sont d'abord des codes de liberté : liberté de prescrire, liberté de choisir, liberté d'installation, autant de principes qui certes protègent l'indépendance des médecins, dont nul ne peut contester l'importance, mais qui sont antinomiques avec toute politique de santé un tant soit peu organisée.

La situation est paradoxale. Le sentiment le plus commun est qu'on va, année après année, vers plus de restrictions, en raison des plans d'économies. Alors qu'il existe des progrès, probablement plus importants que les restrictions. Il est difficile d'admettre que ce qui coûte le plus cher n'est pas forcément le plus « rentable » en matière de santé publique. Si le seul baromètre d'une politique de santé était le nombre de vies sauvées, et si l'on raisonnait sur un montant limité de dépenses de santé, on dépenserait certainement beaucoup plus pour lutter contre le tabac que pour faire fonctionner des centres de greffes hyperspécialisés. Mais ce raisonnement, intellectuellement satisfaisant, ne l'est pas en pratique. Prenons un centre de greffes hépatiques : on peut, de manière quasi mathématique, calculer le nombre de vies sauvées. Quand un centre greffe cent fois par an, il sauve cent vies humaines, peut-être quatre-vingt-dix, car il reste quelques échecs. Quand on multiplie les campagnes de sensibilisation aux dangers du tabac, on est bien incapable de mesurer le nombre de vies sauvées. Dans le meilleur des cas, on peut mesurer l'effet sur la consommation de tabac à un moment donné, mais bien malin est celui qui peut dire si le phénomène est durable, s'il est lié à la campagne, si ceux qui ont renoncé à fumer ne vont pas mourir d'autre chose... et il faudra attendre vingt ans pour constater les conséquences réelles de cette campagne sur la mortalité par cancer du poumon.

Les débats sont donc forcément compliqués. Partons alors des questions apparemment les plus simples : avons-nous oui ou non un bon système de santé, comparé aux autres pays ? Est-ce que le système se dégrade ou s'améliore ? Sommes-nous égaux face aux soins, ou mieux, face à la santé ? Les choses iraient-elles mieux si on dépensait plus ? Est-il nécessaire de réformer notre système de santé ou, au contraire, faut-il le conserver ? L'action que l'on doit conduire découlent des réponses que l'on apporte à ces questions. Or il n'est pas si facile de les trancher de manière univoque.

Nul doute, nous avons un bon système de santé. Nous avons longtemps aimé prétendre qu'il était le meilleur au monde, grâce à un classement réalisé en l'an 2000, par l'Organisation mondiale de la santé, qui n'a jamais été reproduit depuis, et qui a toujours été contesté. D'autres classements nous situent à un rang moins avantageux. Il est difficile de classer les systèmes de santé. Il ne s'agit pas simplement de dire : « Où est-on le mieux soigné ? » Le système de santé sud-africain est certainement moins bon que le système de santé français, pour autant il existe des hôpitaux dans certaines grandes villes d'Afrique du Sud plus performants que certains hôpitaux français. Les Américains possèdent probablement plusieurs des meilleurs hôpitaux au monde, il est pourtant incontestablement faux de prétendre qu'ils ont le meilleur système de santé au monde.

Nos forces et nos faiblesses, nous les connaissons : d'excellents professionnels en nombre et bien formés, une Sécurité sociale très complète (on y reviendra), une couverture hospitalière riche (il y a beaucoup d'hôpitaux en France, il y a même beaucoup de lits d'hôpitaux rapportés à la population), une recherche médicale active ; telles sont nos principales forces. Pour autant, nous avons un certain nombre de faiblesses : nous ne sommes pas performants dans les politiques de prévention ; la coordination entre la médecine de ville et la médecine hospitalière reste un maillon faible ; les inégalités entre catégories sociales dans l'espérance de vie demeurent très marquées, même si globalement nous avons l'une des espérances de vie les plus élevées au monde, pour les femmes comme pour les hommes.

Est-ce que le système se dégrade ou s'améliore ? Sur ce sujet, la réponse variera selon les positions. Beaucoup de professionnels répondront que le système se détériore ; il est probable que la majorité des patients ne sentent pas de dégradation ; les économistes diront certainement que les choses ne s'arrangent pas ; les faits indiqueront plutôt une amélioration, en tout cas sur certains critères.

Il est évident que le système de santé ne traverse pas la même crise que celle qui touche l'école, dont les performances se sont dégradées au fur et à mesure que l'éducation de masse progressait : nous avons échappé au tirage au sort des patients, qui a failli être mis en œuvre quand les premières thérapies contre le virus du sida sont apparues au milieu des années 90… alors que l'université a adopté le tirage au sort pour l'inscription des étudiants et tente de s'en sortir ; l'école connaît un taux épouvantablement élevé de décrochage scolaire, même s'il a enfin commencé à diminuer dans la période la plus récente. La qualité de la prise en charge pour les patients est certainement meilleure en 2017 qu'elle ne l'était dans les années 60. La dégradation des conditions de travail est en revanche probablement une réalité pour les professionnels, même si la réalité est plus nuancée. À l'occasion de la cérémonie de la libération de Paris, le 25 août 2017, j'ai eu un échange savoureux avec celle qui était secrétaire générale de la CGT de l'AP-HP en 1969 – âgée donc de quatre-vingt-onze ans – en présence de celle qui exerce aujourd'hui ce mandat : elle rappelait que, lorsqu'elle était infirmière à l'hôpital Necker, il y avait des salles de cinquante-deux patients, avec une seule infirmière. Difficile de dire qu'il n'y a pas eu certains progrès depuis les salles communes… Sur un demi-siècle, les conditions de travail ont progressé, même si, sur les dernières années, les personnels soignants ont certainement une activité plus soutenue et que le malaise hospitalier est une réalité indéniable.

Les Français sont-ils égaux face aux soins, égaux face à la santé ? Les deux questions sont très différentes. Les Français ne sont évidemment pas égaux « face à la santé ». D'abord, les différences génétiques jouent un rôle, encore mal connu, mais certain. Les différences sociales ont des conséquences marquées et observables : l'obésité connaît un gradient social, pour prendre l'exemple le plus frappant : un enfant d'origine modeste a quatre fois plus de risques d'être obèse qu'un enfant issu d'un foyer aux revenus élevés ; les différences d'espérance de vie varient fortement selon les catégories sociales. Face aux soins, l'égalité est loin d'être parfaite. Les barrières financières conduisent une partie de la population à restreindre son accès aux soins ; les parcours dans le système de soins ne sont pas encore suffisamment organisés pour qu'il n'y ait pas des inégalités fortes, selon que le patient est bien ou mal orienté.

Est-ce que les choses iraient mieux si on dépensait plus ? C'est la grande question. Une question piège. Bienheureux ou bien imprudents celles et ceux qui savent y répondre avec aplomb et certitude. Il est possible d'argumenter les deux réponses. On peut faire la liste de ce qui manque : avec quelques milliards de plus, le « reste à charge » serait plus bas et l'on tendrait vers une couverture maladie intégrale ; avec quelques autres milliards, les professionnels seraient davantage rémunérés, leurs conditions de vie plus agréables ; avec quelques milliards supplémentaires, les innovations arriveraient plus rapidement sur le marché français ; en ajoutant quelques nouveaux milliards, il n'y aurait plus de vieux hôpitaux et la digitalisation progresserait plus vite.

Cette réponse se tient et je serais le premier ravi de disposer de plus grandes marges de manœuvre financières pour les hôpitaux dont j'ai la responsabilité.

Mais il faut se méfier des évidences. Quand un système n'est pas bien organisé, le fait d'ajouter des milliards ne suffit pas à améliorer le service rendu. Rappelons que les États-Unis dépensent 50 % de plus que nous pour leur santé, avec des performances moins bonnes. Que la faiblesse de notre système de santé, c'est aussi la part insuffisante de la prévention. Rien ne dit que si l'on ajoutait des milliards, ils iraient vers la prévention et qu'on n'accentuerait pas le déséquilibre du côté de la « réparation », du « curatif », au détriment du « préventif ». Déverser des milliards peut faire augmenter tout simplement les prix, comme ceux des médicaments, par exemple, sans bénéfice direct pour les patients et pour la collectivité.

Pour dire les choses autrement : un système de santé parfaitement organisé ne rendra pas les services attendus s'il n'a pas assez de ressources ; un système qui a des lacunes dans son organisation ne les comblera pas à coups de milliards.

J'illustrerai ici mon propos par un exemple simple : la caractéristique française de superposition d'une assurance-maladie obligatoire avec de multiples assurances complémentaires. Chacune de ces assurances gère les dossiers des patients pour pouvoir rembourser chacune leur part. Cette organisation dédoublée coûte 6 milliards d'euros par an. Ne faudrait-il pas mieux résoudre ce problème en réinjectant ces 6 milliards dans le salaire des infirmières ou dans l'investissement plutôt que de continuer à les dépenser pour rien chaque année ? Je développerai plus loin cette idée.

Reste la question : notre système de santé a-t-il besoin d'évoluer ? La réponse est oui. Le vieillissement de la population, l'importance croissante des maladies chroniques, les connaissances nouvelles sur les liens entre les maladies, l'environnement et la génétique, les avancées technologiques à venir, les aspirations de la population, mais aussi des professionnels, imposent que notre système de santé évolue. Sinon, il sera vite dépassé et il pourra exploser : soit parce qu'il ne sera plus soutenable financièrement, soit parce que les professionnels craqueront, soit parce que les patients n'y trouveront plus leur compte, soit parce que de nouveaux acteurs industriels imposeront leurs lois. Et probablement par l'effet de ces quatre tendances, aux effets cumulatifs.

Je serais donc enclin à renvoyer dos à dos celles et ceux qui critiquent notre système de santé, en considérant qu'il est trop coûteux ou qu'il s'est dégradé, et celles et ceux qui appellent au conservatisme ou au retour vers le passé, en refusant d'affronter les défis qui se posent à nous.

Nous avons la chance d'avoir un très bon système de santé, certainement pas le meilleur au monde, mais parmi les meilleurs. Nous avons une tradition éthique bien établie tant à l'égard des professionnels, qui disposent d'un cadre protecteur qu'à l'égard des patients.

Au cœur de notre système de santé français se trouve un acteur particulier nommé « AP-HP ». Pourquoi particulier ? Parce que c'est l'un des plus gros hôpitaux au monde, comme nous l'avons vu plus haut. Et que cette taille gigantesque ne le rend comparable à aucun autre. Parce que beaucoup de maladies rares y convergent dans ses centres de référence. Parce qu'il a une vocation universitaire marquée. Parce que son passé puise dans une histoire ancienne, à l'époque où la société enfermait ou éloignait les malades pour s'en protéger, et qu'il a des ressources d'innovation exceptionnelles.

L'AP-HP en tire une double réputation. À la fois d'excellence et d'immobilisme. Elle ne laisse personne indifférent. Ceux qui y exercent l'aiment et « en même temps » la détestent, l'admirent et « en même temps » la critiquent, y sont viscéralement attachés et « en même temps » rêvent de la quitter. À l'extérieur, elle est jalousée et moquée. Parfois considérée comme ce que la France sait produire de meilleur et de pire.

Unique dans son genre, elle est aussi représentative de ce qu'est l'hôpital français aujourd'hui, voire le pays tout entier : traversé par le doute, fier de ses réalisations, nostalgique de son passé, agité par des crises permanentes, voulant se transformer mais interrogative sur sa capacité à changer. Surtout incapable de savoir ce qui, de la nostalgie ou du changement, doit l'emporter.

C'est le paradoxe de ces organisations qui ont des valeurs fortes, une histoire intense, des traditions marquées, des individualités remarquables. Le passé éclaire leur avenir, mais, si l'on n'y prend garde, parfois il l'obstrue.

Les questions de santé vont se poser dans l'avenir de manière encore plus redoutable. Il y a deux mauvaises manières de prendre le problème.

La première est de ne suivre qu'un raisonnement économique ou budgétaire. Cela consisterait à partir uniquement de la part de la richesse nationale que nous sommes prêts à consacrer à la santé : 11 % aujourd'hui pour la France, et de se dire que, quoi qu'il arrive, il faut tenir dans cette part déjà importante. À titre de comparaison, nous dépensons moins de 2 % pour notre défense (avec un débat sur la manière d'arriver à atteindre ce taux de 2 %), nous dépensons 7 % de notre richesse nationale pour l'éducation (source Éducation nationale 2015). Le poste de dépenses qui dépasse celui de la santé est celui des retraites, auxquelles nous consacrons 12,5 % de notre richesse nationale, bien plus que d'autres pays pour des motifs bien connus.

La deuxième mauvaise manière de procéder serait, à l'inverse, de faire l'impasse sur la dimension économique. Puisque la santé n'a pas de prix, il n'y aurait aucune raison de limiter a priori ce que la nation lui consacrerait. Il suffirait de constater ex post ce qui a été nécessaire pour soigner. Ce raisonnement a été mené jusqu'en 1996 et au fameux plan Juppé instaurant des « lois de financement de la Sécurité sociale », c'est-à-dire que le Parlement vote des budgets pour l'année suivante, pour l'ensemble des dépenses sociales, y compris la santé. Des budgets limitatifs ont été définis et des mécanismes mis en place pour les respecter. Ainsi, les tarifs hospitaliers baissent quand le volume de soins consommés augmente, comme si le millième malade coûtait moins cher que le premier.

La réalité, c'est une tension permanente entre le soin et l'économie, avivée par les perspectives qui sont devant nous. Une population qui vieillit, des maladies chroniques de plus en plus répandues, des technologies plus coûteuses, des professionnels qui voient leur rôle profondément évoluer, parfois malgré eux.

Retour sur une vocation

J'ai été nommé directeur général de l'Assistance publique-Hôpitaux de Paris le 13 novembre 2013. Une fonction loin d'être neutre pour moi. Le seul poste auquel j'avais rêvé il y a bien longtemps déjà, en pensant toutefois qu'il me serait toujours inaccessible.

Aussi, avant de partager mon expérience à la tête du plus grand ensemble hospitalier d'Europe et les propositions qu'inspire cette responsabilité, je vais faire avec vous un détour par un petit « flash-back » personnel.

Quand j'avais seize ans, je ne savais pas le moins du monde vers quoi m'orienter. Après avoir lu *Psychopathologie de la vie quotidienne*, que j'avais trouvé dans la bibliothèque de mon frère aîné, je me suis mis à dévorer les œuvres de

Freud. Frénétiquement. Et je sus enfin quel métier je rêvais d'exercer : je serais psychanalyste. Je ne voyais rien de plus excitant que d'essayer de comprendre les méandres de l'inconscient, d'appliquer le raisonnement à la complexité du cerveau humain, de faire le lien entre un raisonnement scientifique et une approche littéraire. Je trouvais les enquêtes de Sigmund Freud sur ses patients plus passionnantes que n'importe quel roman policier.

Il n'existe pas d'école de psychanalyse. Je suis donc allé voir l'un des rares psychanalystes que je connaissais : un cousin de mon père, qui a gentiment reçu ce gamin d'à peine dix-sept ans qui prétendait vouloir être analyste. Il ne m'a pas ri au nez. Il m'a expliqué qu'il fallait bien sûr faire soi-même une analyse et m'a donné le nom d'un de ses collègues. Comme je lui demandais quelles études je devais faire, il m'a rétorqué que peu importait. Il suffisait que je choisisse quelque chose qui me passionne, dans quelque champ que ce fût. Cela pouvait être céramique ou mathématiques, médecine ou sciences politiques. Lui-même était psychiatre, mais considérait que ce n'était pas sur les bancs de la faculté de médecine qu'il avait appris son métier. Je n'étais vraiment pas doué pour la céramique. J'optais pour médecine, qui me semblait quand même le trajet le plus direct vers la psychanalyse. Depuis plusieurs années, j'étais angoissé de ne pas savoir quelles études choisir. Mais quand j'y réfléchissais, j'éliminais en numéro un les études de médecine : cela ne m'attirait pas et, de surcroît, j'avais tendance à m'évanouir à la vue du sang, ce qui me semblait rédhibitoire. Au fur et à mesure que Lucien, le cousin psychanalyste, me disait qu'il n'était pas obligatoire de faire médecine pour atteindre mon objectif, je me disais que c'était ma voie. J'aimais ce paradoxe : faute d'identifier des études qui m'attiraient, opter pour celles que j'avais jusqu'à présent, comme une évidence, écartées.

Je me suis donc retrouvé à la faculté de médecine de Cochin, passionné par ce qu'on m'y enseignait, aussi bien lors des cours magistraux qu'au lit du malade. J'y ai découvert le raisonnement clinique, j'y ai appris à parler aux patients, j'y ai appris comment fonctionnaient des équipes de soins. J'ai appris à ne plus avoir peur du sang. J'ai pu aussi apprendre que je n'étais pas doué pour exercer la médecine, en tout cas, me semblait-il. Je trouvais les autres étudiants, sans parler des internes et des chefs de clinique qui nous encadraient, bien plus doués et compétents que moi. Comme d'autres étudiants en médecine, j'ai travaillé l'été comme agent hospitalier, expérience tout à fait marquante pour, sinon connaître, du moins avoir un aperçu des métiers des soignants et de leurs contraintes. Au plus fort du conflit provoqué par la réforme du temps de travail que j'avais lancée à l'AP-HP en 2015, j'ai discuté avec des infirmières, dans un service d'endocrinologie où j'avais été externe trente ans plus tôt. Chacune racontait son parcours. L'une d'entre elles m'a expliqué qu'elle avait commencé comme infirmière en neurochirurgie à l'hôpital Sainte-Anne. Nous avons ainsi découvert que nous y avions été ensemble. Je lui ai rappelé le jour où je portais les plateaux-repas aux malades, avec au menu des cervelles d'agneau, ce qui était malvenu dans un service où les patients avaient tous été crâniotomisés pour se faire retirer un morceau de cerveau. Comme moi, elle se souvenait encore de la colère des patients qui avaient pris ça pour une mauvaise plaisanterie. Nous avions aussi été de garde la même nuit, celle du suicide de Patrick Dewaere, lorsque le service avait dû recevoir tous les patients qui avaient suivi son exemple et arrivaient avec des blessures à la tête qu'ils s'étaient infligées avec une arme à feu.

Quand j'ai abandonné – ou suspendu ? – mes études de médecine, à l'issue de la cinquième année, pour faire l'ENA, je me suis dit que mon pari était hasardeux, mais qu'il serait réussi si un jour je devenais directeur général de l'AP-HP. J'avais vingt-deux ans.

Pourquoi directeur général de l'AP-HP ? Parce que cette fonction avait été incarnée par un grand monsieur dont j'avais entendu parler quand j'étais petit par ma mère.

Ma mère avait décidé de doter l'hôpital de Garches, l'hôpital Raymond-Poincaré, d'une bibliothèque. Elle avait enseigné dans cet hôpital à l'époque où c'était le plus grand centre pour enfants et adolescents atteints de la poliomyélite, avant l'arrivée du vaccin. Ces élèves avaient des poumons d'acier, c'est-à-dire des machines pour remplacer les défaillances des muscles respiratoires atteints par le virus.

Pour réaliser cette bibliothèque, il fallait vaincre une série d'obstacles, obtenir d'innombrables autorisations, soulever des chaînes de montagnes. Parfois, elle nous disait qu'elle allait voir « Pallez ». Gabriel Pallez était alors le directeur général de l'AP-HP. Des directeurs généraux contemporains, il est celui qui a eu, et de loin, la longévité la plus grande. Il est resté en poste dix-sept ans ! Ces successeurs, mes prédécesseurs, au nombre de sept depuis, n'ont jamais dépassé un mandat de quatre ou cinq ans.

Je trouvais fascinant d'imaginer ce monsieur qui pouvait lui-même décider de la mise en place ou non d'une bibliothèque dans un hôpital et qui semblait seul capable de lever les obstacles que ma mère rencontrait sur le chemin de la réalisation de ce projet qui lui tenait tant à cœur.

Je dis parfois que mon objectif est d'égaler la longévité de Gabriel Pallez. Ce n'est qu'une demi-boutade. Je sais que les mandats de cette durée ne sont plus d'actualité et que l'habitude est désormais à un turnover plus rapide. Je sais également que ma longévité à ce poste ne dépend pas que de moi. Je n'en suis pas le décideur. Je peux être remplacé du jour au lendemain, si je déplais, si l'on considère que je ne fais pas le job, si je dérange, si quelqu'un d'autre le veut. En donnant cet objectif, je veux juste signifier, très sincèrement, qu'en acceptant le poste j'ai eu pleinement conscience que je devais me situer dans la durée.

La durée. La lenteur. La longueur. Elles vous attrapent à la gorge. Il y a des facteurs incompressibles ou difficilement compressibles : pour construire un hôpital, il faut au moins dix ans. Pour exemple, l'hôpital Nord qui remplacera les hôpitaux Bichat et Beaujon – dont la construction a été décidée quelques mois avant ma nomination, le 13 juillet 2013, par une annonce du président de la République – devrait voir le jour en 2025 ! Et encore, si tout va bien…

On est loin de l'Inde, où un directeur d'hôpital peut vous montrer un terrain vierge et vous inviter l'année suivante pour l'inauguration d'un bâtiment neuf. De Bangkok où on peut voir les tours se construire à vue d'œil. De Shenzhen, métropole chinoise qui a dû inaugurer trois tours par jour pendant vingt ans, pour atteindre sa taille actuelle, de 20 millions d'habitants, quand ils étaient 200 000 dans les années 1980 !

Il faut s'habituer à ce temps long. Le temps des projets informatiques, par exemple. Quand je suis arrivé, j'ai posé la question de poursuivre ou non le déploiement d'un système informatique. La décision de le faire avait été prise au début des années 2000, et, dix ans plus tard, il n'y avait qu'un pilote dans le service d'un hôpital. On avait réalisé 5 % de ce qui devait être fait ! Allait-on continuer à ce rythme et mettre donc deux siècles pour achever l'opération ? Finalement, après deux audits de quelques mois, au prix d'une réorganisation profonde de l'équipe, nous avons aperçu un chemin pour poursuivre ce projet, changer le cadencement de son déploiement, remettre sur les rails les conditions de son développement. Début 2018, son « socle » sera déployé dans tous les hôpitaux de l'AP-HP. Cela signifie que tous les hôpitaux pourront communiquer avec le même système d'information et que tout patient sera doté d'un dossier, quel que soit l'hôpital auquel il a recours. Ainsi, pour un patient qui arrivera aux urgences à l'hôpital Henri-Mondor, et qui aurait été hospitalisé auparavant à l'hôpital Cochin, le médecin en quelques clics aura accès aux informations médicales le concernant et à son dossier médical antérieur. Nous avons mangé une grande partie du « pain noir » – il en reste –, mais nous commençons à manger notre pain blanc. Il faudra encore plusieurs années pour que le système d'information soit finalisé, au fur et à mesure qu'il sera complété des différentes applications concernant l'ensemble de son dossier – l'administration des médicaments, les pratiques des différentes disciplines, etc.

Je dois partager avec les équipes médicales cette intolérance à la frustration et cette impossibilité à me résoudre à ce que les choses patinent. C'est d'ailleurs le cas de tous les « politiques » ou responsables publics, apostrophés par des citoyens, des administrés impatients qui leur reprochent les lenteurs de l'administration, en décrivant des délais inconcevables et des procédures interminables. Le politique ainsi provoqué, aussi impatient que ses administrés, promet en général de faire accélérer le processus, partage l'indignation de ceux qui l'apostrophent, médit sur sa propre administration et la maudit. Il est rare que cette empathie, cette détermination, à la fois sincère et vaine, ait un réel impact pour raccourcir les délais. Le plus probable est qu'il gagne à la fois la déception de ses administrés (il nous a promis de faire plus vite, plus court et il ne s'est rien passé) et le mépris de son administration (il ne nous a pas défendus, il n'a pas compris que le temps est le temps, il a fait des coups de menton, il nous a décrédibilisés).

On reviendra longuement sur ce sujet crucial : comment conduire le changement d'un environnement complexe ? Comment ne pas faire semblant d'aller trop vite et comment ne pas se trouver prisonnier d'un rythme trop lent ? À quel point l'idée de « bousculer » peut être productive et dans quelle mesure elle peut se révéler vaine.

Directeur général de l'AP-HP : cela procure cette incroyable ivresse, quand on traverse Paris tôt le matin ou tard le soir, en se disant : « Je suis responsable des hôpitaux de la plus belle ville du monde », d'aller d'hôpital en hôpital (comme quand j'étais petit et que mon père, urbaniste, « donnait » à chacun de ses enfants des tunnels) ; cela fait ressentir cette responsabilité (même si on sait au fond de soi-même que les équipes n'ont pas besoin de leur directeur général pour soigner) quant à la santé de ses concitoyens, l'émotion de voir les lumières allumées dans ces bâtiments où l'on veille, où l'on est disponible vingt-quatre heures sur vingt-quatre.

Nos hôpitaux sont partout. Ils jalonnent Paris, comme autant de points de repère, de monuments, de refuges.

L'écriture m'a souvent permis de partager mes expériences professionnelles, d'expliquer comment les décisions se prennent, quels obstacles il faut surmonter pour agir. Je l'ai fait à l'Agence française de sécurité sanitaire des aliments, période émaillée de crises : la vache folle, les OGM, et quelques autres ; je l'ai fait pour raconter la genèse du revenu de solidarité active ; j'ai expliqué comment j'avais procédé lorsque j'étais membre du gouvernement ; j'ai également partagé les premiers pas du service civique et de l'institut de l'engagement ; et j'ai bien sûr essayé de retracer les années fortes consacrées au mouvement Emmaüs.

Écrire est, à mes yeux, indissociable de l'action. C'est une manière de mettre de l'ordre dans sa propre démarche. Ce qui se conçoit mal s'énonce confusément et se réalise rarement. Cela ne signifie pas que ce qui se conçoit bien s'énonce toujours facilement et advient par miracle ! Mais s'obliger à la clarté, c'est rendre des comptes aux autres, afin de rendre des comptes à soi-même, et pour agir plus sûrement.

À la tête de l'Assistance publique-Hôpitaux de Paris, je n'ai pourtant pas, contrairement à d'habitude, eu envie d'écrire un livre. Mais bien davantage le scénario d'une série télévisée. Je ne suis pas, de longue date, un amateur de séries. Mais j'ai toujours été un fan d'*Urgences*, *ER* comme disent les Américains, pour *Emergency Room*. J'ai aimé Mark Green et George Clooney ; j'ai même lu l'excellent livre tout à fait sérieux qui décrit le vrai « County Hospital » de Chicago[1]. Grâce à mon amie Virginie Brac, scénariste d'une ou deux saisons, je me suis passionné pour *Engrenages*. Force est de constater qu'à l'AP-HP j'ai eu l'impression d'engranger un matériel formidable pour un bon scénariste de séries : des histoires cocasses ou tragiques, parfois les deux à la fois, des relations humaines d'une complexité inouïe, des personnages attachants ou repoussants, des événements inattendus et des rebondissements permanents. On y retrouve tous les ingrédients d'une bonne série française. Cependant, je n'ai pas le talent de Bernard Kouchner, qui est l'auteur méconnu de *Médecins de nuit*, la seule série française médicale marquante. J'aurais aimé pourtant que les droits d'auteur d'une série à succès puissent apporter quelques recettes de poche à l'hôpital que je dirige. Avis aux amateurs : mes fichiers

---

1. *Hospital, an Oral History of Cook County Hospital*, Sidney Lewis, The New Press, 1994, avec une dédicace de l'auteur « Forget E.R. This is the real deal ».

regorgent d'assez d'anecdotes croustillantes, et de moments dramatiques pour nourrir les épisodes de quelques saisons d'une belle série française riche en péripéties.

En attendant, c'est à un autre exercice que j'ai décidé de me livrer d'abord. Un exercice plus classique. Même si j'ai un peu de mal à le qualifier et même s'il n'en est pas moins périlleux. Il n'est jamais aisé de parler à chaud de l'organisme que l'on dirige.

Jamais aisé de déclarer sa flamme à cette maîtresse exigeante qu'est l'AP-HP. Une maîtresse dont je n'ai pas l'exclusivité. Elle fait tourner la tête de beaucoup d'autres hommes et femmes, qui lui consacrent leur temps, leur talent, leur vie. Qui l'appellent « notre mère l'AP-HP », qui éprouvent vis-à-vis d'elle autant d'ingratitude que de reconnaissance. Peu d'institutions sont autant personnalisées. Comme la République est Marianne, l'AP-HP est une femme, mère, maîtresse, possessive, jalouse, qui vous nourrit en son sein, parfois vous garde pour une vie entière, parfois vous rejette, mais jamais ne vous laisse indifférent. J'ai vu aux États-Unis des médecins français qui avaient quitté l'AP-HP il y a plusieurs dizaines d'années m'en parler avec des trémolos dans la voix. J'ai vu au Vietnam, au Sénégal, en Tunisie, au Liban, des médecins formés à l'AP-HP intarissables sur ce qu'elle leur avait apporté, ce qu'ils lui devaient. J'ai vu, au sein de l'AP-HP, des médecins et des soignants dire des horreurs sur cette institution que pour rien au monde ils ne quitteraient.

Il m'est utile, quand je m'investis dans une fonction, d'en éclairer le sens et de le partager. Écrire m'a poussé à jeter un regard un peu distancié sur cette tâche très prenante. Jamais travail n'a été aussi envahissant. Chaque soir, après une longue journée, j'ai l'impression d'avoir fait à peine un tiers de ce que j'aurais pu faire. Chaque semaine, j'ai la même frustration. J'ai le sentiment que je pourrais donner encore plus de temps, d'énergie pour mener à bien ma mission. Non pas que je ménage mon temps ou que je sois mal ou insuffisamment entouré. Bien au contraire, j'ai une équipe formidable, qui partage d'ailleurs le même sentiment que moi. Travailler dans une institution à nulle autre pareille, qui vous consomme, vous consume, vous envahit, vous pompe, vous demande toujours plus. Une institution qui ne vous accorde aucun répit. Elle n'est pourtant qu'un grand hôpital. Le plus grand hôpital d'Europe, peut-être le plus grand hôpital du monde. Ou plutôt un groupe d'hôpitaux qui entretiennent entre eux des rapports compliqués.

Il y a probablement quelque chose du plaidoyer – certains le railleront probablement d'ailleurs – dans les pages qui suivent : un plaidoyer en faveur de l'hôpital public, tel qu'il existe en France. Cet hôpital que nos concitoyens plébiscitent ; parmi les services publics, il est leur « chouchou », leur favori. Parfois, ils y sont si attachés, qu'ils rendent plus difficile son évolution. Cet hôpital est aussi accusé de quelques maux. D'abord, celui d'être trop imposant dans notre système de santé qui, il est vrai, lui fait la part belle, ou plus exactement une part plus large que dans nombre d'autres pays. Cet hôpital dont les forces sont parfois les points faibles, parce qu'il est d'abord tourné sur lui-même, plus que branché sur la médecine de ville. Cet hôpital attaqué, de l'extérieur comme de l'intérieur. Peu d'institutions sont autant soumises à la polémique et aux attaques venant en grand nombre de l'intérieur.

C'est un phénomène très curieux. Bien évidemment, aucune entreprise, française ou internationale, ne connaît une telle situation. Dans aucune d'elles on ne verrait, non seulement les syndicats, mais les cadres, multiplier les tribunes, les tweets, les mails circulaires pour critiquer vertement l'établissement dans lequel ils travaillent. À l'hôpital en général, et à l'AP-HP en particulier, c'est un peu la loi. On débine, on dénigre, on se plaint, on se lamente, on flirte avec la diffamation, on fait assaut de méchanceté, et de mauvaise foi. Comme souvent, ce sont rarement ceux qui travaillent le plus qui s'expriment le plus. Certains journaux servent d'instance d'appel : quand on n'est pas satisfait d'une décision, qu'on trouve qu'on n'a pas assez de moyens, que les plages qu'on vous octroie dans les blocs opératoires ne sont pas suffisantes, ou qu'on estime qu'on est surchargé de travail, on écrit une tribune, on donne une interview ou libre cours à son ire sur les réseaux sociaux.

Comment cela s'explique-t-il ? Il y a d'abord un individualisme étonnant chez de nombreux médecins, qui contraste avec l'essence même de la médecine : la médecine est, par excellence, le métier le plus tourné vers les autres. On consacre sa vie à améliorer ou à sauver la vie des autres. Or il semble que, pour compenser, il faudrait également être tourné vers soi-même. J'ai l'habitude, du coup, d'utiliser une boutade pour qualifier mon rôle de directeur général. Je m'amuse à dire que, si devise je devais avoir, elle serait la suivante : « Égaux face aux soins, des soins face aux ego ! » Ce n'est qu'une semi-boutade, car cela résume assez bien l'ampleur du sujet, et les deux défis que nous avons à relever simultanément. Cet individualisme conduit donc chacun à faire valoir ses droits, son dû, son opinion, son autopromotion, sa critique, son aspiration, sa souffrance, mais aussi, souvent, son réel talent, son juste jugement et son beau projet.

La deuxième raison est liée à la nature même de la médecine et son paradoxe permanent. Comment concilier une logique individuelle – qui doit conduire à donner le maximum à chacun – et une logique collective, qui consiste à répartir des moyens finis entre tous. Ce paradoxe est celui qui traverse tout l'hôpital et tout le système de santé, depuis des décennies. Répondre à des besoins infinis avec des moyens finis. Les deux concepts d'« infini » et de « fini » se discutent d'ailleurs chacun. Il ne s'agit ni d'un véritable infini ni d'un vrai fini. Il existe des limites à cet infini et des failles à ce fini. Heureusement. Mais, bien que nous ne parlions ni d'infini absolu ni de strict fini, nous vivons dans une tension perpétuelle entre les deux, une tension épuisante, une tension culpabilisante, une tension qui peut être à l'origine de tous les exploits et prétexte à tous les abus. Si on ne comprend pas cette tension – fort classique et fort banale –, on ne comprend rien à la problématique de l'hôpital et du système de santé.

Pour en revenir au lien entre cette tension – que l'on retrouvera tout au long de cet ouvrage – et cette liberté d'expression, il s'explique aisément. En effet, toute demande de moyens ne peut pas être facilement contrée. À un médecin qui dit : « Je suis surmené ; je croule sous la tâche », comment répondre : « Non, ce n'est pas vrai ! » ? Le seul moyen serait de lui mettre sous les yeux son activité comparée à celle d'autres collègues, pour lui montrer qu'en réalité il en fait moins que d'autres, qui ne se plaignent pas. Mais, d'une part, ces comparaisons ne sont jamais aisées à produire et à interpréter et, d'autre part, le plaignant ne sera jamais à court d'arguments. « Les autres en font peut-être plus que moi sans se plaindre… mais ils subissent le système, heureusement que je suis là pour dire tout haut ce que tous pensent tout bas. »

Dans beaucoup d'organisations, un employé qui dirait du mal de son institution, de son employeur, de ses collègues ferait long feu. On lui montrerait rapidement la porte en lui conseillant d'aller voir si l'herbe est plus verte, ou plutôt les blouses plus blanches ailleurs. À l'hôpital, rien de tel. D'une part, comme je l'indiquais plus haut, la liberté d'expression est revendiquée comme un élément du statut, parfois à l'excès. En revanche, elle fait partie des garanties, ce que je ne trouve pas discutable, à l'égard des patients. Les patients ont besoin de savoir que leur médecin a une vraie indépendance dans sa pratique. Et qu'ils n'ont pas affaire à des médecins soumis à des injonctions administratives, politiques ou financières. Les libertés des médecins sont tout à fait fondamentales.

Ces libertés ont leurs propres limites : un médecin n'est pas libre de ne pas mettre à jour ses connaissances ; par exemple, il n'est pas libre d'ignorer les « bonnes pratiques » et les recommandations de ses pairs ou des autorités sanitaires. Avec parfois des ambiguïtés sur la nature même de ces recommandations et leur caractère impératif ou non.

Bref, il résulte de tout cela que l'hôpital est autant la cible d'attaques internes qu'externes. Mais ces dernières ne manquent pas non plus, souvent connectées d'ailleurs à des relais internes. L'hôpital a le dos large, quand il s'agit de lui faire porter tous les maux.

Je me souviens d'une histoire édifiante, illustrant tout à fait cette situation. Dans la nuit du 13 au 14 novembre, nos hôpitaux ont été sur la brèche, en toute première ligne. La mobilisation face à une situation dramatiquement inédite a été exceptionnelle. Il n'a pas manqué un combattant. Alors que l'assaut n'avait pas encore été donné au Bataclan, j'ai déclenché le plan blanc dans tous nos établissements, ce plan qui signifie « rappel général », quand nous avons besoin du plus grand nombre possible de personnels. Mais je serais incapable de faire la part entre ceux qui sont revenus parce que nous les avons rappelés selon les procédures prévues dans ce type de cas de force majeure et ceux, très nombreux, qui sont revenus spontanément, qui sont restés, au-delà de leur horaire normal de service. Il n'y a pas eu une plainte, un dysfonctionnement identifié et si le mot fierté ne s'applique pas au sentiment ressenti par tous ceux qui ont soigné cette nuit-là, ils ont quand même à juste titre exprimé celui du « devoir accompli ».

Le samedi 14 novembre, nous avons fait le tour de nombreux établissements. À l'hôpital Lariboisière, le chef du service de chirurgie orthopédique nous raconte la nuit invraisemblable qu'il a vécue ; le nombre de victimes prises en charge. Il ne pensait pas que l'hôpital était capable de fonctionner aussi bien. Il s'insurge contre l'idée que l'on aurait fait de la chirurgie de guerre, c'est-à-dire de la chirurgie dégradée sur un terrain de guerre avec les moyens du bord. Au contraire, raconte-t-il, des victimes d'un acte de guerre ont été prises en charge, en grand nombre et en urgence, dans des conditions analogues à celles que l'on offre à un patient programmé dans des circonstances normales. Ce qui l'avait le plus étonné, c'était l'extraordinaire solidarité qui s'était exprimée. Des équipes habituées, en temps normal, à rivaliser, étaient devenues parfaitement solidaires.

Pour l'illustrer, il indiquait que ses collègues d'autres hôpitaux avaient spontanément apporté des boîtes d'instruments pour être sûrs qu'il n'en manque pas et que les équipes chargées de la stérilisation, qui d'habitude ne travaillent pas la nuit ni le week-end, étaient revenues et avaient travaillé à plein, de telle sorte qu'il n'avait pas manqué une seule fois d'instrument, entre la mobilisation des équipes de support et la solidarité des collègues. Sa seule interrogation était la suivante : « Pourquoi faut-il des circonstances aussi dramatiques pour que cette solidarité, qui devrait être quotidienne, s'exprime ? »

Deux jours après, je lisais un article perfide dans un quotidien : « À l'AP-HP, les chirurgiens ont manqué de matériel. La preuve, ils ont dû faire appel au dépannage des collègues. » Ce qui était vécu par nous comme une marque de bon fonctionnement était présenté comme une grave carence, tout à fait imaginaire. Je pensais à cette histoire drôle qu'on racontait dans ma jeunesse, du temps de François Mitterrand. Un président de gauche marchait sur l'eau, le journal de droite titrait : « Il ne sait pas nager. »

Nous ne prétendons pas marcher sur l'eau, mais que de fois nous sommes accusés de ne pas savoir nager !

On peut avoir conscience des lacunes de notre système et en rester fier. Concevoir que la recherche permanente de l'amélioration ne passe pas par le dénigrement systématique. La rhétorique « antisystème » ne concerne pas seulement l'univers politique ou les individus : elle s'applique aussi à l'univers hospitalier. D'où ce plaidoyer que je m'efforce de rendre le plus honnête possible. Certainement pas objectif, mais à coup sûr sincère.

Il est nécessaire également de faire, en quelque sorte, œuvre de démystification. L'hôpital est mystérieux pour le plus grand nombre. C'est à la fois un univers très ouvert – on y entre comme dans un moulin, ce qui pose des problèmes considérables de sécurité, que nous cherchons à résoudre dans un contexte nouveau – et un univers impénétrable. Son fonctionnement est difficile à saisir, difficile à comprendre, à expliquer. Au patient, on ne livre que le strict minimum et on ne l'incite pas à poser des questions. C'est d'ailleurs pour cela qu'en arrivant à l'AP-HP j'ai lancé des journées portes ouvertes sur le thème : « Vous n'avez pas besoin d'être malade pour venir connaître l'hôpital. »

Qui sait comment se prennent les décisions à l'hôpital ? Certains se demandent même si les responsables sont au courant des réalités vécues à l'intérieur de leur propre établissement. C'est d'ailleurs une sacrée bonne question. Comme tout responsable, je suis régulièrement apostrophé par des personnels, y compris des chefs de service de médecine, et par de nombreuses infirmières, sans parler des représentants des personnels, qui me disent : « Vous ne savez pas ce que nous vivons. »

Il est effectivement difficile pour un directeur général de connaître la réalité de ce qui se passe dans ses établissements, d'autant plus quand l'ensemble est aussi immense.

Il existe une multitude de capteurs, tous imparfaits et partiels. Les remontées organisées, qu'il s'agisse de celles par les syndicats ou par les indicateurs, les déclarations d'incidents ou d'accidents, les enquêtes de satisfaction. Il y a les remontées informelles par les courriers que vous recevez de personnels ou de patients. Il y a les moments que vous passez dans les services au milieu des équipes. Mais il existe aussi une tension entre ce que vous voyez remonter et ce que vous savez qu'on s'efforce de vous cacher ou de ne pas mettre en évidence. S'il fallait tout savoir pour prendre des décisions, on n'en prendrait pas souvent !

Qu'est-ce que le directeur d'un hôpital ? Je l'ai esquissé par ma boutade « Égaux face aux soins, des soins face aux ego », mais je peux en prendre une deuxième : pour les médecins, le directeur, c'est celui qui fait que les ascenseurs marchent ! Ah, les ascenseurs... L'un des plus grands points de vulnérabilité de tout hôpital qui se respecte. Pas un lieu où l'on ne vous en parle. Il me semble qu'il en est moins question dans les hautes tours de la Défense ou de New York que dans nos hôpitaux de quelques étages. Il existerait une sorte de malédiction autour des ascenseurs hospitaliers qui, il est vrai, jouent un rôle névralgique. Difficile de dire à un patient brancardé qu'il va monter à pied... et à une infirmière qu'elle va se passer d'ascenseur à sa huitième heure de travail. Le directeur est celui qui doit faire en sorte que les ascenseurs marchent. Là encore, c'est une fausse boutade.

L'hôpital est un lieu où l'on ignore si le directeur a une légitimité pour diriger : après tout, il ne sait pas faire le métier principal de l'établissement dont il a la responsabilité. Dans beaucoup de pays, ce problème a été résolu, ou n'a jamais existé, parce que le directeur est un médecin : il est donc naturellement le porteur du projet médical de l'établissement, qu'il ait été choisi par ses pairs ou par un conseil d'administration. En France, il est de tradition, voire de règle, que le directeur ne soit pas un médecin, mais un pur administratif, formé à la gestion hospitalière, ce qui pose la question de son rôle. Il est logique qu'il soit d'abord au service du projet médical porté par les soignants, mais dire cela n'épuise pas le sujet. À l'inverse, il ne peut se limiter à être celui qui alloue et répartit les budgets et s'érige en gardien des contraintes, pour ne pas dire de *la* contrainte, la fameuse contrainte budgétaire, qu'il est bien obligé de rappeler plus souvent que de coutume.

Diriger un hôpital, c'est avant tout un travail d'équipe. Le président de la communauté médicale, élu par ses pairs, joue un rôle fondamental. Il n'y a pas un projet qui puisse se réaliser sans qu'il émette un avis, exprimant ainsi la position de la communauté médicale, de telle sorte que les décisions ne soient pas seulement prises sous un prisme administratif et financier.

Pour ne pas succomber à ce risque, rien ne vaut de tenter de se mettre dans la peau du patient. Et d'emprunter la porte d'entrée principale de l'hôpital : celle des urgences…

Les urgences...

Le premier sujet auquel j'ai pensé lorsque j'ai su que j'allais être nommé à l'AP-HP, c'est l'attente aux urgences. Je me suis dit, avant même de prendre mon poste, qu'y réduire le délai d'attente était l'un des premiers objectifs à poursuivre.

Il faut dire que j'ai été nommé dans un contexte où, à cause de l'Hôtel-Dieu, les urgences faisaient la une : quelques jours auparavant, au début de ce mois de novembre 2013, les urgences avaient fermé ou, plus exactement, il avait été demandé aux pompiers et au Samu de ne plus adresser de malades à cet hôpital qui devait donc logiquement perdre sa qualification de service d'urgences.

J'avoue avoir commencé par un raisonnement simpliste, voire « café du commerce » ou plus exactement « dîner en ville », avant d'être médical ou même vraiment managérial ou organisationnel.

Comme tout le monde, je suis allé pour moi-même ou pour accompagner un proche, dont un enfant, dans un service d'urgences. J'ai connu cette attente, ces attentes à différentes phases : pour être vu, pour être examiné, pour être radiographié, pour être prélevé, pour recevoir les résultats, pour qu'on vous annonce le verdict, pour qu'on vous autorise à sortir ou qu'on vous admette en hospitalisation.

Le côté « dîner en ville », c'est que l'expérience la plus communément partagée concernant l'AP-HP est l'attente aux urgences. Peu étonnant : il y a près d'un million et demi de passages aux urgences chaque année uniquement dans les hôpitaux de l'AP-HP, 3,3 millions pour la région parisienne, qui compte 11 millions d'habitants. Un Francilien sur trois se rend au moins une fois dans l'année dans un service d'urgences. Et, le délai moyen de prise en charge étant légèrement supérieur à quatre heures et demie, il y a 8,5 millions d'heures qui sont passées aux urgences : une année de travail de 6 000 salariés… consacrée à attendre aux urgences ! Cela fait un paquet d'anecdotes à raconter dans les dîners.

Qu'on ne se méprenne pas. Ce délai moyen ne signifie pas que le premier contact d'un patient avec un professionnel de santé peut prendre plusieurs heures. Les services d'urgence sont organisés avec une infirmière d'accueil et d'orientation qui voit quasi immédiatement le patient, fait une première estimation du degré d'urgence et assure la prise en charge rapide quand cela est nécessaire. Notre délai moyen n'est pas comparable à celui des cliniques qui communiquent fortement sur le temps de passage !

Avant même de pouvoir partager des raisonnements médicaux avec des médecins, je faisais donc un raisonnement un peu superficiel, on pourrait même dire un peu marketing. Si tant de gens patientent plusieurs heures aux urgences, ils vont passer du temps à se gausser de l'AP-HP, à dire du mal, à nuire à notre réputation : « Où va l'hôpital public ? Que font les professionnels ? Si ça marche si mal aux urgences, cela doit marcher aussi mal partout. » Voilà ce qu'on entend bien souvent. Il se trouve en plus que ceux qui attendent le plus longtemps sont ceux pour lesquels, logiquement, les problèmes sont les moins graves. Ils ont donc tout loisir d'envoyer des SMS à leurs amis : « Ne m'attendez pas pour dîner, je suis arrivé à 17 heures aux urgences. Il est 21 heures, j'attends toujours », ce qui permet de répandre notre mauvaise réputation comme une traînée de poudre. Et quand ce ne sont pas des SMS, ce sont des posts sur Facebook ou des messages sur Twitter.

Parfois, l'attaque rate sa cible. Ainsi en mars 2016, un vendredi soir à 21 heures, un journaliste en vue, le directeur de la rédaction de *Valeurs actuelles*, a envoyé un tweet : « Ma femme attend depuis trois heures aux urgences. Bravo l'AP-HP. Que fait Marisol Touraine ? » La personne qui fait la veille sur Internet me fait part de ce message et m'indique que l'individu s'est trompé dans son accusation : il a signé de « HPSJ », ce qui signifie que cette attente avait lieu à l'hôpital Saint-Joseph, hôpital privé qui n'appartient pas à l'AP-HP. J'ai immédiatement donné mon feu vert pour qu'il lui soit répliqué : « Désolé pour votre femme, mais l'AP-HP n'y est pour rien = Saint-Joseph n'est pas chez nous », ce qui a conduit l'individu à effacer son tweet, omettant d'adresser un message d'excuses ! Sa haine viscérale du service public l'avait emporté sur son discernement.

L'AP-HP, qui assume près d'un tiers de toutes les urgences d'Île-de-France, a souvent tendance à avoir les épaules larges et on aime bien lui faire porter le chapeau. À l'instar de ce proche de patient malveillant à l'égard de l'AP-HP qui, ayant idéologiquement une dent contre l'hôpital public, ne pouvait pas s'empêcher de penser que l'endroit où il attendait trop longtemps ne pouvait être qu'un hôpital de l'AP-HP. Une interne, pour des raisons idéologiques symétriques, m'a valu une passe d'armes. Elle effectuait un stage dans un autre établissement privé à but non lucratif. C'est une situation classique et, pour éviter des formalités administratives inutiles et par souci de simplification, quand un interne choisit de faire son stage dans un établissement extérieur à l'AP-HP, nous passons convention avec cet établissement pour continuer à rémunérer cet interne, avec une fiche de paye de l'AP-HP, contre remboursement de la part de l'établissement.

Cette interne a fait des vidéos où elle raconte son quotidien et notamment, au mois de janvier 2017, en pleine épidémie de grippe, une vidéo catastrophiste sur un service d'urgences débordé, devant choisir entre les patients au détriment de la qualité de la prise en charge. Je n'avais pas vu cette vidéo jusqu'à ce que j'entende cette interne un matin sur France Inter, se laissant présenter comme « interne à l'AP-HP », décrire ce fonctionnement apocalyptique. Il était question d'un patient qui n'avait pas reçu les soins appropriés. Après l'avoir entendue, je demande qu'on me dise dans quel service elle se trouve pour que je puisse estimer la réalité du problème et savoir s'il faut apporter du soutien à ce service submergé. J'apprends alors qu'elle est depuis le 2 novembre dans un établissement privé et que ce qu'elle décrit sur l'épisode de grippe n'a pas été vécu dans nos hôpitaux – j'avais vérifié qu'elle n'y avait pas pris de garde, en sus de son stage. Je demande que la situation soit rectifiée et j'ai l'occasion de m'exprimer directement en ces termes : « Il se trouve que ce que raconte cette interne ne s'est pas produit à l'AP-HP, où elle n'exerce pas. Cela ne veut pas dire qu'il n'y a pas des choses qui ne vont pas à l'AP-HP : elles sont suffisamment nombreuses comme cela pour qu'on n'ait pas besoin de scénariser des situations qui ne s'y sont pas produites. » Il s'ensuivra une polémique. Cette fois, son objectif, contrairement au rédacteur en chef de *Valeurs actuelles*, n'était pas de critiquer l'hôpital public dans son existence, mais dans sa gestion, et la démonstration ne valait que si l'on faisait croire qu'elle y exerçait. Plusieurs mois après, elle continue à brandir son bulletin de paye de l'AP-HP, qui prouve seulement que nous la gérons administrativement, en tant qu'établissement universitaire, mais ne valide en rien la thèse de l'AP-HP maltraitante.

L'hôpital public doit exercer toutes ses responsabilités. Il prend en charge une importante part de la misère du monde, à sa grande fierté, pour reprendre une expression célèbre. Mais ce n'est pas pour cela qu'il doit se laisser accuser de tous les maux du monde !

L'attente choque les malades. Elle ne choque pas toujours les professionnels, et notamment les médecins urgentistes. Ils avancent en général quelques arguments qu'il est intéressant de reprendre ici. Le premier consiste à rappeler qu'ils font correctement leur travail. Ceux qui attendent sont ceux qui ne sont pas vraiment urgents. Ils rappellent qu'un infarctus n'attend pas, qu'un blessé grave n'attend pas et que le délai de prise en charge pour des urgences vitales est de quelques secondes à quelques minutes. Le deuxième argument, c'est qu'ils n'ont pas à se plier aux « caprices » de certains patients, ceux qui savent pertinemment qu'ils ne relèvent pas d'une véritable urgence mais se rendent quand même, en connaissance de cause, dans les services d'urgence, pour un bouton qu'on ne sait pas expliquer, une toux qui ne passe pas, une douleur qui dérange, un petit côté patraque, bref pour reprendre la fameuse liste de la chanson de Gaston Ouvrard, chaque fois qu'ils ont « la rate qui se dilate ». Ceux-là viennent sans vraie urgence : qu'ils en assument la responsabilité ; qu'ils attendent leur tour. Le troisième argument découle du précédent. Le fait de savoir qu'on va attendre si on n'a pas quelque chose d'hyperurgent doit bien en dissuader quelques-uns. Si on se mettait à affecter dans les services d'urgences deux fois plus de médecins et deux fois plus d'infirmières, on diviserait peut-être par deux les délais d'attente mais, très vite, cela se saurait, la dissuasion ne fonctionnerait plus et davantage de patients afflueraient, pour nous ramener au problème précédent. On arrive alors à l'argument suivant : si on attend si longtemps aux urgences, c'est qu'il y a des patients qui n'ont rien à y faire. Or pourquoi ces patients y viennent-ils ? Parce que là où ils devraient aller, ça ne marche pas. Les médecins de ville ne feraient pas leur boulot. Leur cabinet fermerait trop tôt, ne serait pas ouvert le soir ni les week-ends, et leurs délais de rendez-vous seraient incompatibles avec le besoin d'une « médecine non programmée ». Enfin, le dernier argument, et non le moindre : si on attend aux urgences, ce n'est pas la faute des urgences, c'est la faute du reste de l'hôpital. Si les urgences sont « congestionnées », c'est que l'aval, ce qui se passe après, ne suit pas. Pas assez de lits, pas assez de places. Il faut donc garder les malades dans les urgences, qui s'entassent le temps qu'on veuille bien leur faire de la place dans les étages.

Tous ces arguments font qu'un directeur général qui débarque et qui dit : « Je veux qu'on réduise sensiblement les délais dans les services d'urgence » est d'abord regardé d'un œil narquois et n'émeut pas grand monde en interne. Il existe comme une fatalité à penser qu'un mauvais usage des urgences par le grand public induit des délais d'attente qui seraient presque incompressibles. En d'autres termes, le mal est réel, chacun aimerait que ce temps d'attente s'amenuise, mais le problème serait ailleurs : en amont – dans le comportement des patients et des médecins de ville –, et en aval – dans la possibilité pour les autres services d'absorber les patients entrés à l'hôpital par les urgences.

J'ai bien senti que j'étais en butte à cette indifférence. Pourtant, je n'arrivais pas à m'y résoudre. Il me semblait que ces arguments avaient leur rationalité, mais allaient à l'encontre du sens commun et qu'on pouvait aussi les réfuter.

Tout d'abord, il paraît difficile de faire peser sur les épaules d'un patient des causes dont il n'est pas responsable. Si effectivement l'accès à la médecine de ville en dehors des heures ouvrables est compliqué, faut-il pour autant le pénaliser ? Et si les choses étaient un peu plus subtiles ? S'il y avait une rationalité du patient à se rendre dans les services d'urgence où il peut espérer trouver des médecins polyvalents ou spécialisés, ce qui peut répondre à son angoisse de ne pas savoir ce qu'il a ? J'ai mal au bras et un peu à la poitrine. Faut-il que je voie un rhumatologue parce que c'est un problème d'articulation ? Un cardiologue parce que cela peut être cardiaque ? Un neurologue si j'ai un nerf coincé ? Bref, mettons-nous dans la peau du malade : face à quelque chose dont on ne sait pas dire si c'est grave ou bénin, ni de quel organe cela provient, n'est-il pas compréhensible de se rendre à l'hôpital où « ils trouveront bien » ; ensuite, on sait que si l'on va en ville, il est probable qu'on vous prescrive des analyses de sang, une radio, qu'il faille de nouveau montrer au médecin. Ce sont donc quatre rendez-vous qu'il faudra prévoir. Est-ce compatible avec son emploi du temps que de prévoir quatre rendez-vous médicaux pour quelque chose qui n'est peut-être pas grave ? Est-ce que mon employeur va accepter ? Qui fera cours à ma place si je suis enseignant ? Dois-je négocier une RTT si je suis salarié ? Prendre des heures d'absence ? N'est-il pas plus simple d'aller au service d'urgences en fin d'après-midi à la sortie du travail : n'est-ce pas le meilleur moyen de n'embêter personne ? N'y a-t-il donc pas une certaine rationalité dans ce comportement ? Plus qu'une irrationalité de malade hypocondriaque ?

Depuis le temps qu'on dit que le nombre de passages aux urgences devrait être jugulé, sans qu'il diminue, ne faut-il pas accepter une fois pour toutes que le recours aux urgences fasse désormais partie des us et des coutumes et nous adapter à un flux important de patients ? Plutôt que de les punir... et de nous punir nous-mêmes. Car il n'est pas agréable pour l'équipe des urgences d'être toujours dans la bousculade, dans les récriminations, dans l'angoisse, et donc dans la désorganisation. Le facteur clé est là : des temps d'attente trop longs dénotent le signe de quelque chose qui n'est pas suffisamment bien organisé. C'est comme un péage sur une autoroute, une attente au téléphone à un service de renseignements... ou la queue à la CAF.

Il s'agit (faisons ici une parenthèse) d'une belle question sur le service public, que je ne suis pas le seul à me poser. Pourquoi un service public ne serait-il pas capable de faire ce que font de nombreuses entreprises privées ? Une banque qui vous imposerait d'attendre quatre heures avant de vous voir pour vous remettre votre nouveau chéquier, on aurait tôt fait de la quitter. Une compagnie aérienne qui vous mettrait de la musique pendant deux heures avant de vous répondre... on en changerait.

Cette comparaison avec le secteur privé est toujours un sujet polémique. Utiliser l'argument, c'est risquer de se faire accuser de vouloir aussitôt « privatiser l'hôpital public », le brader. C'est aussi prendre une volée de bois vert :

« Mais nous, ce n'est pas pareil », « nous, on soigne, on accepte tout le monde, on ne trie pas… » et enfin « nous, on n'embauche pas. On aimerait bien prendre en charge mieux et plus vite, mais pour cela IL FAUT DES MOYENS ».

De tout cela, il résulte qu'on rechigne à appeler clients nos patients, comme tous les autres services publics qui ont également banni ce mot de leur vocabulaire. Qu'on n'utilise pas le mot client, je le comprends parfaitement. L'administré, le citoyen, l'usager, le patient n'est pas un client au sens où l'entend une entreprise. Nous n'avons pas d'abord quelque chose à lui vendre. Nous n'entretenons pas avec lui principalement un rapport d'argent. Mais, pour autant, pourquoi ne pas le servir aussi bien, voire avec les mêmes armes, que d'autres entreprises de service ? Comment critiquer le secteur privé, alors que l'attente de nos patients est plus forte que celles d'un client vis-à-vis d'une entreprise de téléphone mobile, de vente sur Internet ou d'un marchand de vêtements, quand nous, service public, ne savons pas faire aussi bien ? Pour critiquer le secteur privé, il faut faire partout mieux que lui ! Et quand on travaille dans un service public, il ne faut pas faire subir aux usagers ce que nous ne supportons pas comme consommateurs, ne pardonnons pas aux entreprises dont nous dépendons pour nos propres besoins.

Je défends donc la vision inverse. Mettons notre fierté à avoir les mêmes armes, mais pas les mêmes motivations. Les mêmes résultats, mais pas les mêmes charges. Les mêmes comptes à rendre, mais pas aux mêmes actionnaires : les nôtres, ce sont les citoyens dans leur ensemble. C'est une vision exigeante. Car il est vrai que nous ne pouvons pas, contrairement à la plupart des entreprises, y compris dans le secteur de la santé, choisir nos clients – pardon, nos patients –, faire un tri, éviter ceux qui seraient plus longs, plus difficiles, moins rentables. On peut nous répondre qu'il s'agit de courir un cent-mètres avec une jambe dans le plâtre, mais je n'accepte pas cet argument. Si nous avons un plâtre, guérissons-nous. Et je suis sûr qu'on convaincra davantage en ayant un service impeccable... Service public ne signifie pas abuser ni même user de sa position de « monopole » ou de recours. De toute façon, le patient viendra à nous, il a plus besoin de nous que nous n'avons besoin de lui. Le service public étant au service de tous les publics, il n'aurait pas à être vraiment au service d'un public ! Comme si répondre à un besoin particulier était trahir l'intérêt général que nous sommes censés servir alors que c'est l'inverse : notre noble tâche est de réconcilier le service de chaque particulier et le respect de l'intérêt général.

Bref, pour en revenir aux urgences, tout cela me conduisait à penser qu'on ne pouvait pas se satisfaire de ce temps d'attente de quatre heures en moyenne… une moyenne qui signifiait que pour certains, il s'agissait de six heures, de huit heures… voire plus…

Un terrible accident allait bousculer tout cela. C'était en février 2014. J'étais aux « commandes » de l'AP-HP depuis à peine trois mois. Un soir, une journaliste du *Parisien* appela pour avoir confirmation d'un décès aux urgences de l'hôpital Cochin. Nous n'étions, au siège de l'AP-HP, au courant d'aucun décès… Impossible de lui confirmer ni de lui infirmer. Un coup de fil à la direction de l'établissement nous apprend qu'une femme est bien morte aux urgences trois jours plus tôt. Des patients qui meurent à l'hôpital, ce n'est pas rare… Environ 20 000 patients décèdent chaque année dans nos murs, dans nos lits. Dans l'ensemble de nos services d'urgence, il ne doit pas hélas y avoir un jour sans décès. Cela ne veut pas dire que nous tuons nos malades… Il y en a infiniment plus qui sortent guéris ou soignés, bien évidemment. Mais nous vivons avec des grands chiffres : près de 10 millions de patients par an, 1 enfant sur 40 en France qui naît dans nos hôpitaux, soit, rien qu'à l'AP-HP, une naissance toutes les cinq minutes… Bref, impossible de faire remonter tous les décès (on verra plus loin pour les décès inattendus).

Mais celui-là n'était pas un décès tout à fait ordinaire, compte tenu des circonstances. La patiente n'était pas morte au moment où on la soignait, elle n'était pas morte dans un lit, sur une civière ou un brancard, mais au milieu de la salle d'attente et dans son fauteuil. Pire, il s'était probablement passé plusieurs heures avant que son décès ne soit constaté. Cette patiente était arrivée, conduite par les pompiers. Elle avait été vue relativement rapidement par l'infirmière d'accueil et d'orientation (qu'on appelle aussi d'une expression courante mais pas très élégante « infirmière de tri ») dont la responsabilité est importante : c'est elle qui juge de l'urgence et donc de la gravité et qui attribue un code ou une couleur au dossier de chaque patient. Il existe 5 niveaux de 1 à 5, l'urgence 1 étant l'urgence vitale, l'urgence 5 n'étant pas considérée comme une urgence. Cette patiente arrivée pour un mal au pied avait donc été classée peu urgente et priée de s'asseoir jusqu'au moment où on l'appellerait. Ce qui fut fait une ou deux heures plus tard. Mais la jeune externe qui devait l'appeler n'a pas eu de réponse. Le médecin senior qui lui avait demandé de quérir la malade lui a conseillé d'aller voir aux abords du service. Il est fréquent que des patients qui peuvent marcher sortent fumer une cigarette ou passer un coup de téléphone : toujours pas de patiente. Pas plus dans les toilettes de la salle d'attente. Dans ces conditions il a été estimé que la patiente avait dû quitter le service « sans avis médical ». Il faut dire que près d'un tiers des patients partent sans avis médical parce qu'ils en ont assez d'attendre, parce qu'ils se rendent compte eux-mêmes que leur état n'est pas si grave, parce que ça va mieux ou parce que le simple fait de se trouver dans un milieu médical les a rassurés (ou au contraire a ajouté à leur angoisse). Et l'équipe médicale a mis son dossier de côté et s'est consacrée aux patients suivants. C'est plus tard qu'on s'est aperçu qu'une dame qui semblait dormir dans son fauteuil, au milieu des autres patients, avait en fait cessé de respirer.

Pourquoi l'histoire a-t-elle eu tant d'écho ? Parce que, à ce moment-là, la polémique faisait rage sur le devenir du service d'urgences de l'Hôtel-Dieu. Les défenseurs de l'Hôtel-Dieu considéraient que ses urgences étaient indispensables à la bonne prise en charge des Parisiens et que les autres services d'urgence n'étaient pas suffisamment nombreux pour répondre aux besoins, notamment Cochin, le service le plus proche de l'hôpital de « rattachement » de l'Hôtel-Dieu. Ce décès était donc un argument fort en faveur de leur thèse. Dans tout service de l'AP-HP, dans tout service d'urgence en général de France et de Navarre, ce décès était inacceptable et montrait une faute d'organisation. À l'hôpital Cochin, cela revêtait une signification supplémentaire. C'était peut-être la responsabilité des autorités sanitaires et de la direction générale qui pouvait être en cause… et qui était attaquée.`

Nous avons fait décortiquer ce qui était arrivé par une équipe médicale, chargée de mener l'enquête. Dysfonctionnements il y avait. Étaient-ils spécifiques à ce service ? Pas facile à dire ! Cela montrait en tout cas que notre « doctrine » n'était pas satisfaisante et qu'attendre, c'est certes pénible… mais que cela peut aussi être dangereux !

Ce drame a renforcé mon souci qu'on puisse considérer autrement les urgences et qu'on prenne ou reprenne le sujet à bras-le-corps. J'ai à plusieurs reprises échangé avec le professeur Carli sur la manière de bâtir une stratégie des urgences.

Une autre histoire a fini de me convaincre, non pas simplement qu'il fallait le faire, mais qu'il fallait absolument bousculer les habitudes et ne pas se laisser endormir par les discours lénifiants. C'est la mort dans un autre service d'urgence du père de B., une de mes amies. Ce patient avait été amené par sa fille après avoir ressenti une vive douleur à la poitrine. Un ECG avait été réalisé à son arrivée. Rien d'anormal n'avait été détecté : le patient avait donc été laissé sur un brancard... le temps qu'on puisse s'occuper de lui puisque l'ECG n'avait pas alarmé sur une urgence vitale. Sa fille B. était restée à ses côtés. Le patient avait été placé dans un box, pour ne pas se trouver dans l'inconfort du couloir. B. sentait qu'il n'allait pas bien. Elle essaya de capter l'attention de l'équipe de soins. En vain. Pire : à deux ou trois reprises, on lui rappela qu'elle n'avait rien à faire dans le service, les familles n'étant pas admises. Elle insistait, sentant son père en détresse, et celui-ci finit par lui intimer l'ordre de partir dans ces termes : « Pars, sinon ils vont me le faire payer. » Elle sortit du service et, quelques heures plus tard, on l'appelait pour lui apprendre le décès de son père.

Cette fille gardera donc toute sa vie, comme dernière phrase de son père : « Pars, sinon ils vont me le faire payer. » J'ai été bouleversé et honteux. Quelle violence ! Quelle faute ! Quelle inhumanité ! Avec l'autorisation de B., j'ai fait circuler sa lettre et je me suis appuyé dessus pour dire : « Maintenant, ça suffit. »

J'ai donc essayé de renverser la problématique. C'est-à-dire de partir du résultat final. On attend aujourd'hui en moyenne quatre heures aux urgences. Que faut-il faire pour que ce délai soit divisé par deux ? Comment passer de quatre heures à deux ? Il ne suffit bien sûr pas de le proclamer pour que cela se fasse. Il faut tout décortiquer.

Et d'abord partir de la typologie des patients. Il n'y a pas un profil unique de patients. Il y a ceux qui auront besoin d'hospitalisation et ceux qui pourront ressortir après avoir été examinés ; ceux qui ont des problèmes sociaux lourds, mêlés à leur problème de santé ; ceux qui ont des troubles psychiatriques ou un mélange de problèmes psychiatriques et somatiques. Il y a les personnes âgées, de plus en plus nombreuses. Tous ne relèvent pas de la même prise en charge, ce que savent bien sûr les équipes médicales sans qu'il y ait besoin du directeur pour le leur faire découvrir. Mais, surtout, une organisation unique ne permet pas de prendre au bon rythme tous ces patients.

Il faut ensuite analyser leurs besoins. Une partie des patients a besoin d'analyses biologiques (une prise de sang) et d'imagerie (une radio, un scanner ou une IRM). Si les analyses biologiques partent dans le circuit général de l'hôpital et sont traitées au même rythme que celles des patients hospitalisés, il est à craindre que le patient attende longtemps dans la salle d'attente des urgences. Si, pour obtenir une radio, il doit s'intercaler entre tous les patients qui dorment à l'hôpital, il y aura là aussi facilement deux heures difficilement compressibles.

D'où le besoin d'analyser précisément les différentes opérations qui, pour chaque catégorie de patients, séparent son arrivée au service des urgences de sa possibilité de s'en sortir. Ce faisant, on s'aperçoit qu'il y a quelques points agaçants. Ainsi, souvent, l'attente d'une ambulance voire d'un taxi prend entre quarante-cinq minutes et une heure et demie, qui pour le patient compte comme un temps d'attente lié à l'incurie de l'hôpital. Ce problème n'est malheureusement pas le plus facile à résoudre.

On le voit, et c'est peut-être cela le cœur de la démonstration : si on ne résout pas le circuit des analyses biologiques, l'ordre de priorité dans les services de radiologie, la manière de travailler avec les transports sanitaires, pour ne prendre que ces trois exemples, ce n'est pas en ajoutant des postes dans les services d'urgence que l'on diminuera le temps d'attente pour les patients. On n'aura pas traité les principaux goulets d'étranglement... et on aura dépensé plus d'argent sans vraie amélioration du service rendu.

Réduire le délai de prise en charge, c'est donc un travail d'ensemble qui concerne l'organisation, parfois le renforcement de l'imagerie, la réorganisation de la biologie, avant de traiter directement ce qui se passe au cœur du service des urgences. Sans parler de la fameuse question de l'aval, c'est-à-dire de la disponibilité de lits pour les malades afin que ceux qui ont besoin d'être hospitalisés puissent libérer leur place et le personnel qui s'occupe d'eux. Là, tout l'hôpital est en cause.

Nous avons donc déployé une « stratégie globale d'amélioration des urgences », composée d'une quarantaine de mesures, adaptées à chacun des services en fonction de leur situation particulière. Ceux pour lesquels le point de blocage est l'imagerie et qui peuvent avoir besoin d'un scanner dédié. Ceux pour lesquels la difficulté vient de la biologie et qui peuvent avoir besoin d'être équipés d'automates pour ce qu'on appelle la biologie délocalisée. Ceux qui n'ont pas de locaux adaptés à une fréquentation aussi importante. Ces mesures concernent aussi l'amont (l'information du patient) ou l'aval (les efforts que les autres services doivent faire pour accueillir les patients passés par les urgences).

Où en sommes-nous ? Tout d'abord, dans le cadre de cette stratégie, depuis trois ans, la plupart des services d'accueil des urgences adultes ont été rénovés, ou sont en passe de l'être. Ces rénovations permettent d'adapter les locaux et de mettre en place des « circuits courts » pour les patients qui viennent davantage pour une « consultation non programmée » que pour une véritable urgence médicale ou chirurgicale.

L'idée qu'un accompagnant est légitime à suivre le patient, y compris dans les zones, fait son chemin. L'un des services les plus réfractaires à ce principe, celui de la Pitié-Salpêtrière – les locaux sont trop petits, cela va nous faire perdre du temps –, a tenté l'expérience et en a partagé les résultats en septembre 2017 avec ses collègues. Essai concluant, avec un accompagnant qui, loin de gêner, apporte des informations utiles à l'équipe soignante, qu'un patient angoissé ou désorienté ne peut exprimer lui-même.

Mais, en matière de délai, l'honnêteté me conduit à avouer que nous n'avons pas encore franchement progressé. Nous sommes loin d'avoir divisé par deux le temps d'attente. Maigre mais réelle consolation, nos performances ne se sont pas dégradées alors que nous avons connu une augmentation sensible du nombre de patients ayant recours aux urgences et certains services ont réalisé de véritables progrès. En pratique, nous avons accueilli, en deux ans, 70 000 patients supplémentaires, ce qui n'est pas négligeable, sans que le temps d'attente se détériore. Maigre, insuffisante consolation.

J'avais eu la prudence de dire que nous atteindrions notre objectif en cinq ans. Non pas pour rendre cet objectif suffisamment lointain pour que l'on ait le temps d'oublier l'engagement que j'avais pris, mais parce que j'avais conscience de l'ampleur de la tâche. Celle-ci n'est pas terminée. Il faut juste que chacun se sente lié par cet objectif. Il ne faut surtout pas lâcher. Chaque année, un séminaire est organisé pour entretenir la flamme.

Le fil rouge de l'égalité des soins : à la reconquête du temps perdu

J'en reviens à cette mi-novembre 2013 où je fus nommé directeur général de l'AP-HP. Un poste dont j'avais donc longtemps rêvé, aux premières années de ma carrière administrative, mais dont je m'étais réjoui, les années suivantes, qu'il ne m'ait jamais été confié. Pour le voir de l'extérieur, pour entendre ceux qui y travaillent m'en parler, j'avais acquis la triste certitude, au fur et à mesure des mois, que l'AP-HP méritait sa réputation d'ingouvernabilité, qu'elle était condamnée à l'immobilisme et que le paquebot était décidément trop peu maniable.

Au contraire, je m'étais éloigné de l'univers des paquebots, pour me spécialiser dans les hors-bord, ces structures légères que l'on peut faire avancer très rapidement et manier à sa guise. Dans mon poste précédent, celui de président de l'Agence du service civique, j'avais sous ma responsabilité une équipe d'une vingtaine de personnes en tout et pour tout, loin des 100 000 employés de l'AP-HP. Avec 20 personnes, nous avions pu mettre sur les rails le service civique, recruter des dizaines de milliers de jeunes volontaires au sein de plus de 1 000 associations, permettre à 200 000 jeunes de s'inscrire sur un site Internet leur donnant accès à toutes les missions disponibles. Tout cela en à peine trois ans. Auparavant, Haut-Commissaire, j'étais à la tête d'une équipe de la même taille pour entreprendre des réformes importantes dont la création du Revenu de solidarité active, le RSA : de la même façon, en trois ans, nous avions transformé le RMI, mis en place des programmes expérimentaux fondés sur une conception nouvelle des politiques sociales, mené plusieurs réformes, en ayant l'impression de pouvoir foncer à notre rythme, sans autre contingence que les impératifs politiques externes... Avant d'être au gouvernement, déjà, j'avais ressenti la nécessité de créer de toutes pièces, avec les moyens du bord, l'Agence nouvelle des solidarités actives, autre petit horsbord, capable de proposer aux différents territoires des programmes faits sur mesure pour transformer leurs politiques sociales. Là encore, nous étions une vingtaine à bord...

Comment donc s'attaquer à ce mastodonte, à ce gros morceau, à ce paquebot, à ce monstre ? Par où commencer ? Il fallait trouver un fil rouge. Il était facile d'avoir des tas d'indicateurs, des dizaines de cibles... mais quel objectif pouvait transcender tous les autres ? Quel « supra-objectif », quel mantra ?

Il n'a pas fallu chercher longtemps... il est venu tout seul.

Quand on est directeur général de l'AP-HP, on reçoit deux ou trois messages par jour de « SOS ». Cela peut être un coup de téléphone, un SMS, un mail... qui sont autant d'appels au secours. « Ma mère a un problème neurologique. Peux-tu m'avoir un rendez-vous avec un bon spécialiste ? » « Ma fille a besoin d'une IRM en urgence... on ne lui a trouvé un créneau que dans six semaines. Nous ne pouvons pas nous ronger les sangs pendant aussi longtemps. Peux-tu intervenir pour lui obtenir un rendez-vous la semaine prochaine ? » « Ma prostate : où me conseillerais-tu d'aller ? » « Une place dans un service de suite et de rééducation ? » « Je ne veux pas te déranger, mais là mon père attend depuis quarante-huit heures pour se faire opérer du col du fémur qu'il s'est cassé. Est-ce normal ? » « On a besoin d'une hospitalisation à domicile, d'obtenir de la morphine alors que les pharmacies ne veulent pas en délivrer... » Quand je dis deux ou trois par jour, je n'exagère pas...

Je ne sais pas si le patron de la SNCF reçoit lui-même deux ou trois appels par jour pour des problèmes de réservations ou de trains en retard. Le patron d'Air France, pour des réclamations, des demandes de surclassement, ou l'obtention de tel ou tel privilège. J'imagine que c'est le cas, mais je me dis aussi qu'il est plus facile de les ignorer superbement, s'agissant de demandes de confort plus que de problèmes vitaux.

Que faire face à ces demandes, parfois face à cette détresse ? J'avoue que j'essaie toujours d'y répondre, sauf si elles me semblent illégitimes, ou être uniquement des demandes de passe-droit. À partir d'un raisonnement simple : si c'était ma fille qui était malade, ma femme qui était souffrante, j'agirais probablement de la même manière. D'ailleurs, je l'ai fait : j'ai appelé, avant d'être directeur général, si ce n'est l'un de mes prédécesseurs, mes amis qui travaillaient à l'AP-HP, pour un rendez-vous, un nom, un conseil, une orientation, une place...

J'ai toujours considéré qu'il était difficile de répondre non à une demande qui concerne la santé ou l'éducation. Je comprends qu'on fasse des pieds et des mains pour obtenir la meilleure classe si l'on pense que cela rime avec meilleure chance pour ses enfants, et, de même, qu'on cherche à obtenir le meilleur hôpital, le meilleur service, le meilleur médecin, le meilleur spécialiste, le meilleur équipement quand sa vie ou sa santé est en jeu.

Donc, oui, je traite ces demandes que je ne laisse pas sans réponse. Le plus troublant, d'ailleurs, c'est que, comme je l'ai vite constaté, quand le directeur général demande : « Pouvez-vous voir ce problème ? Pouvez-vous regarder ce qu'il en est ? », cela se traduit immédiatement en : « Cette personne est "recommandée" par le directeur général. » Il n'y a pas de demi-mesure. Tout le monde se met en quatre... Le chirurgien reviendra le dimanche pour s'en occuper, on lui trouvera un rendez-vous dans la minute, une chambre seule, une place là où il y a une liste d'attente...

Si je raconte cette réalité, c'est qu'elle fut pour moi, au bout de quelques jours, l'œuf de Christophe Colomb. La preuve que quelque chose était pourri au royaume de l'hôpital, comme dirait Hamlet. S'il fallait connaître le 06 du directeur général pour être pris en charge au mieux, c'était bien qu'il existait un problème grave.

Attention, en pointant cela, je ne prétends pas que les autres patients, ceux qui arrivent par la voie normale, ceux qui ne connaissent personne ou ne revendiquent aucune relation, ne sont pas bien traités, pas bien soignés... Ils le sont, ou plus exactement, la plupart d'entre eux le sont. Nos hôpitaux et nos services les plus réputés sont remplis de patients qui ne connaissent personne et sont pris en charge avec la plus grande technicité et la plus grande hospitalité, la plus grande compétence et le plus grand dévouement. Il ne faut pas connaître le directeur général pour se faire greffer un cœur alors qu'on en a vraiment besoin. Et si on n'en a pas vraiment besoin, connaître le directeur général ne changera rien ! Bien heureusement.

Certains appels sont juste des appels de convenance, d'une sorte de confort, ou d'addiction aux passe-droits. « Je pourrais passer par le circuit normal, mais je préfère passer par un circuit privilégié. Cela me rassure, cela me facilite la vie, cela me gagne du temps, cela m'est possible, et donc pourquoi m'en priver ? » Mais il n'en reste pas moins que nombre de ces appels dénotent le symptôme d'un mal. Comment expliquer, alors que nous consacrons tant d'argent public à la santé, que nous avons un système hospitalier public si performant, si étendu, qu'il soit nécessaire d'utiliser son réseau personnel, son « piston », pour pouvoir être correctement pris en charge, ou en tout cas avoir l'impression que cela se passera mieux si on fait jouer ses relations ? Je vois cela comme une menace sur l'égalité aux soins, comme un risque majeur sur l'ensemble de notre système.

Je suis parti de l'idée que ce qui nous différenciait par rapport à de nombreux autres pays, c'était la réelle égalité d'accès aux soins. Il me semblait que, certes, nous en payions le prix fort mais, si je puis le dire trivialement, nous en avions pour notre argent. L'égalité d'accès aux soins existe dans très peu de pays. Dans la plupart, il est nécessaire de recourir à une assurance privée pour être bien pris en charge. Lorsqu'il existe des soins gratuits, ce sont souvent des soins « minimaux » qui ne représentent pas l'ensemble des soins. Et même dans des pays qui ont une assurance-maladie universelle, tout n'est pas parfait, loin de là. Au Royaume-Uni, le National Health Service, qui résulte du fameux plan Beveridge, l'inventeur de la Sécurité sociale pendant la Seconde Guerre mondiale, « régule » la demande avec des temps d'attente extrêmement longs (plusieurs mois) ou un rationnement d'accès aux soins. Je me souviens de l'étonnement du ministre anglais de la Santé lors d'une visite à la Pitié-Salpêtrière, en apprenant qu'en France toute personne nécessitant médicalement un implant cochléaire, ce petit dispositif électronique qui restaure l'audition, pouvait bénéficier de ce traitement, tandis qu'au Royaume-Uni le nombre d'implants est fixé chaque année pour ne pas dépasser un budget défini à l'avance. Même des patients ayant une indication médicale pour un implant peuvent se le voir refuser pour des motifs budgétaires ! Aux États-Unis, on sait ce qu'il en est, avec des assurances privées extrêmement coûteuses et une réforme retardée depuis vingt ans, mise en œuvre dans des conditions courageuses et chaotiques par le président Obama. L'Obama Care n'en est qu'à ses débuts et sa remise en question a déjà été entamée par Donald Trump.

Le système de santé français est orienté vers l'égalité d'accès aux soins. Il est particulier. Il est complexe, il souffre de quelques défauts, il n'est pas toujours aussi performant qu'on le souhaiterait, nous y reviendrons, mais il est l'un de ceux au monde qui sont indubitablement le plus tournés vers l'égalité réelle d'accès aux soins. Il est donc essentiel, vital de sauvegarder ce principe. D'où un fil rouge très simple : comment éviter d'avoir besoin du numéro de portable du directeur général de l'AP-HP pour obtenir une garantie de prise en charge adaptée, rapide et optimale ? Tout ce que nous avons entrepris découle de cette simple interrogation.

Notre première préoccupation fut le cancer. L'AP-HP n'est pas un centre spécialisé de lutte contre le cancer, contrairement à l'institut Gustave-Roussy ou l'institut Curie, que le grand public identifie immédiatement à cette maladie. À l'AP-HP, nous traitons bien d'autres maladies. Pour autant, nous traitons davantage de patients atteints du cancer que les deux grands centres spécialisés d'Île-de-France. Mais nos activités liées au cancer sont davantage réparties, ou dispersées, sur un grand nombre d'établissements et s'imbriquent dans d'autres prises en charge. Le parcours d'un patient souffrant d'un cancer y est donc moins bien identifié. Or les conditions de prise en charge d'une telle maladie sont décisives pour le pronostic. Un retard peut avoir des conséquences fatales. Mes équipes et moi avons rapidement défini un plan de bataille. Nous avons eu confirmation de nos points forts : des compétences dans tous les domaines du cancer, l'existence d'unités de réanimation et de soins critiques qui permettent de prendre en charge des patients ayant besoin de soins lourds ; des activités chirurgicales ultra-spécialisées concernant tous les organes, aussi bien chez les enfants que chez les adultes, comme il y en a peu dans d'autres centres. Mais nous avons aussi identifié nos points faibles :

des activités trop dispersées, parfois du retard dans la modernisation de nos équipements, une activité clinique pas toujours suffisamment reliée à la recherche et une organisation trop complexe, voire illisible.

Nous sommes partis d'un objectif simple : dès lors qu'un patient est adressé à l'AP-HP avec une suspicion de cancer, il doit pouvoir être pris en charge dans les huit jours. Au moment de sa prise en charge, l'ensemble des explorations pour préciser ou infirmer le diagnostic doivent être réalisées dans un délai de vingt-quatre heures. La réalité était loin de cet objectif : nous nous sommes rendu compte que le délai moyen pour le premier rendez-vous était de vingt-deux jours. Délai moyen : cela veut dire que, pour un nombre non négligeable de patients, le premier rendez-vous n'était pas donné avant un mois, une fois qu'il nous était adressé. En un an, nous avons ramené ce délai moyen de vingt-deux jours à quinze jours, et certains services se sont d'ores et déjà organisés pour garantir une prise en charge en huit jours. J'ai eu le plaisir ainsi de sacraliser cet engagement à l'hôpital Tenon pour les cancers du poumon, ou à l'hôpital Saint-Louis pour le cancer du sein, à l'hôpital Beaujon pour certains cancers digestifs.

Il y a une chose que je veux qu'on soit capable de garantir : aucun patient qui s'adresse à l'AP-HP ou qui lui est adressé par son médecin traitant ne doit voir ses chances de guérison se réduire parce qu'on aurait perdu du temps dans sa prise en charge. Et je ne veux pas me résoudre à ce qu'il y ait, au sens propre du terme, une médecine à deux vitesses. Ceux qui ont les moyens, le réseau, l'influence pour ne pas perdre de temps – donc de chances –, et ceux pour qui c'est une sorte de loterie.

Là encore, il ne suffit pas d'une proclamation ou d'une injonction. Si nous voulons traiter tout le monde dans les bons délais, il faut se donner les moyens de le faire. Or la voie pour y parvenir ne consiste pas à écrire au ou à la ministre de la Santé : « Nous n'arrivons pas à prendre en charge tous nos patients dans les délais nécessaires pour leur assurer toutes les chances de guérison, merci de nous octroyer 10 000 postes en plus, ou les quelques centaines de millions nous permettant de les rémunérer. » Cette lettre serait vite mise à la poubelle !

Non, nous avons d'abord nos propres efforts à réaliser. Pour énoncer les choses abruptement et de manière un peu caricaturale, comment garantir une IRM dans les huit jours, si nos appareils s'arrêtent de tourner après 16 heures ? Comment opérer tous les patients dans les bons délais, si nos blocs opératoires ne prennent pas de nouveaux patients après 14 heures ? Comment pouvoir accueillir le bon nombre de patients si nos « durées moyennes de séjour » sont plus longues que celles atteintes par d'autres hôpitaux ? Voilà en quels termes crus les problèmes qui se posent.

Nous avons donc besoin de nous attaquer à chacune de ces difficultés. Réformer les rythmes de travail ne signifie pas martyriser ou punir les infirmières ni méconnaître la dureté de leur tâche, mais agir pour que leurs horaires puissent correspondre aux plages d'ouverture les plus larges. Pousser les chirurgiens à se regrouper dans des équipes plus puissantes ne signifie pas ignorer la qualité de chacun et l'histoire de leur service, mais assurer que nos équipements soient utilisés au mieux et non pas nos moyens dispersés.

Afin que chacun puisse prendre conscience des enjeux, nous avons lancé des enquêtes sur le temps perdu dans les blocs opératoires. Ces enquêtes, que nous réalisons à intervalles réguliers, sont loin d'être populaires. Les premières consistaient tout simplement à mesurer l'écart entre le moment prévu d'incision le matin du premier patient et le moment réel. Quand la première intervention chirurgicale est prévue à 8 heures, à quelle heure commence-t-elle réellement ? Nous avons réalisé cette enquête dans les deux cents blocs opératoires de l'AP-HP.

La première enquête a montré un décalage d'une heure et six minutes. Comme il se doit, les résultats ont été contestés. On nous a expliqué que notre méthode était mauvaise, peu fiable, pas concertée avec les principaux professionnels.

Nous leur avons donc proposé de redéfinir la méthode avant de procéder à une deuxième enquête. C'est ce qui a été fait. Cette fois, nous avons observé un retard d'une heure et sept minutes : difficile de s'en prendre au thermomètre. Or le coût d'une heure de retard est gigantesque. Un calcul simple permet de le démontrer. Nos deux cents blocs opératoires tournent deux cents jours par an. Pendant l'heure de retard, nous payons des professionnels qui ne peuvent faire leur travail : mettons qu'ils soient au nombre de cinq dans chaque bloc – ce qui est sous-estimé – et que, pour chacun, l'heure travaillée coûte 30 euros – là encore, nous sommes au-dessous de la réalité. On s'aperçoit alors qu'une heure de retard coûte à l'AP-HP $30 \times 5 \times 200 \times 200$, soit 6 millions d'euros par an ! Si on admet que, sur cette heure, la moitié est incompressible, car la synchronisation parfaite n'existe pas, il n'en reste pas moins 3 millions évaporés chaque année parce que nous ne savons pas nous organiser de façon plus précise. Et ces 3 millions, ce sont aussi des chances en moins pour des patients, avec des retards de prise en charge.

Le fil rouge de l'égalité de prise en charge passe par la reconquête de ce temps perdu. Mais il faudra aller plus loin. Ce n'est pas simplement pour avancer une consultation ou obtenir une chambre seule qu'on appelle le directeur général sur son portable, c'est aussi pour être sûr qu'on sera entre les meilleures mains. Et pouvoir partager publiquement qui sont les « meilleures mains », voilà un défi autrement plus complexe. Ce défi, il faudra pourtant l'affronter de face et vite. C'est celui de la transparence sur la qualité. Aux États-Unis, le taux de mortalité de chaque chirurgien est rendu public. En France, nous avons encore quelques étapes à franchir qu'il nous faut réaliser rapidement.

Pendant longtemps, les hôpitaux ont été réfractaires à l'évaluation. Les médecins en particulier, considérant que la médecine était un art, et qu'un artiste ne peut être soumis à une vulgaire évaluation. Ainsi, les médecins et les hôpitaux n'avaient de comptes à rendre à personne et l'hôpital ressemblait à une véritable « boîte noire », ne pouvant s'appuyer que sur sa réputation véhiculée par le bouche-à-oreille mais sans critères objectifs.

Je me souviens d'ailleurs d'une anecdote qui m'amusait beaucoup. Au moment même où les médecins militaient contre toute évaluation comparative, il m'avait été confié, comme jeune membre du Conseil d'État, une mission qui me conduisait à rendre compte régulièrement au directeur général de l'Assistance publique de l'époque. Nous étions alors au début des années 90. J'attendais, dans son secrétariat, que le directeur général – mon prédécesseur – puisse me recevoir. Pendant le temps d'attente, le téléphone sonnait régulièrement. C'était la secrétaire d'un ministre, d'un patron, d'une personnalité qui appelait : « Pour le ministre qui a un problème au ventre, c'est quel service ? », « Pour mon patron qui a besoin d'une prothèse de hanche, qui conseillez-vous » ? À toutes ces questions, je voyais la secrétaire du directeur général déconseiller ou conseiller de manière très sûre et très experte. Chez le professeur Machin ? Certainement pas. Il vaut mieux aller chez le professeur Truc. Je songeais que les médecins avaient refusé un système officiel d'évaluation et qu'en conséquence des systèmes officieux s'étaient mis en place et occupaient le terrain. Si la secrétaire du directeur général était reconnue pour sa capacité à orienter les patients « VIP », comment expliquer que des experts ne seraient pas capables de faire ce travail de manière plus scientifique et plus objective ?

Peu de temps après, les hebdomadaires ont sorti le premier « palmarès » des hôpitaux. J'étais à l'époque au cabinet de Bernard Kouchner et je me rappelle la réaction outrée de l'ensemble du milieu hospitalier et médical. Quelle honte qu'un journal ose classer les hôpitaux, porter une appréciation sur les services médicaux. Qui sont-ils pour s'ériger en évaluateurs ? Il était demandé au ministre de condamner cette initiative et de chercher les voies de droit pour l'interdire.

La réaction de Bernard Kouchner fut tout autre. Si les journalistes ne sont pas qualifiés pour faire une évaluation comparative des services médicaux, alors mettons en place les organismes professionnels pour le faire. Au lieu de condamner l'enquête, il la salua et demanda que soit créée une vraie instance d'évaluation des services médicaux.

Vingt ans plus tard, les choses ont bien changé. C'est la mission officielle de la Haute Autorité de santé qui envoie ses « équipes de visiteurs experts » dans tous les hôpitaux. Ils sont très redoutés. On s'y prépare un an à l'avance. Et leur regard est particulièrement utile. Ils peuvent remarquer que le circuit du médicament n'est pas assez sûr, que tel hôpital n'a pas mis en place les moyens corrects pour lutter contre la douleur des malades, que le circuit de stérilisation des instruments chirurgicaux pose quelques questions et, croyez-moi, on ne badine pas avec ces recommandations. N'est-ce pas plus sûr pour nos patients de savoir qu'il existe un regard extérieur sur le fonctionnement intime de l'hôpital et que, tel un avion, nous sommes soumis à des équipes qui vérifient que le moteur fonctionne bien et pourraient ordonner que l'appareil reste au sol en cas de doute, soit sur les conditions techniques de l'appareil, soit sur la capacité de l'équipage à le faire voler ?

Bien sûr, chacun se plaindra de l'aspect parfois tatillon ou surtout de la prouesse nécessaire pour respecter chacune des normes, chacune des injonctions, sans que les moyens soient extensibles à l'infini.

Parfois, certaines recommandations peuvent paraître excessives. Pensées pour résoudre un problème précis, il arrive qu'elles ne soient pas adaptées dans le contexte plus global de la prise en charge d'un patient. Je me souviens d'un moment dramatique où nous avons dû déplorer un décès dans un hôpital parce que le patient, allergique à la pénicilline, avait pourtant reçu cet antibiotique, prescrit à son voisin de chambre. Je m'étais rendu sur place pour voir comment cela avait pu se produire, dans quelles circonstances et quelles mesures préventives pouvaient être envisagées. J'avais constaté que les malades n'ont plus au pied de leur lit, comme à l'époque où je faisais mes études de médecine, une pancarte où figurent le nom, le prénom, la date de naissance, la courbe de température et de tension et les indications sur les médicaments. Comme je m'en étonnais, on m'expliqua qu'une prescription de la procédure de certification avait interdit les pancartes, pour assurer au malade la confidentialité. Quelqu'un qui passait dans le couloir ne devait pas connaître le nom des malades. Pieuse intention, mais ne vaut-il quand même pas mieux avoir une étiquette au pied de son lit que de courir le risque de se voir administrer le traitement de son voisin ? En attendant de plaider cette cause, nous avons expérimenté un système dans lequel les patients allergiques aux médicaments se voient apposer un bracelet rouge, qui signale cette allergie, en complément de ce que contient son dossier, et notamment son dossier informatisé.

Les hôpitaux de l'AP-HP sont donc, comme les autres, soumis à évaluation, selon les mêmes critères, et doivent respecter les mêmes règles. C'est un élément important parce que ce qui frappe dans nos hôpitaux, dont l'excellence médicale ne peut pas être mise en question, c'est une sorte de discordance entre la qualité des actes médicaux proprement dits et l'attention portée au « reste ». Qu'entendre par reste ? Le reste commence à la ponctualité, mais concerne aussi les mesures d'hygiène générale, les mesures de confort, l'attention portée au malade. Comme si la chance de pouvoir être entre les mains les plus qualifiées dispensait d'une attention portée au reste. Or, de plus en plus, on se rend compte que le « reste » est crucial.

C'est probablement l'un des rôles importants du directeur général et de son équipe que de faire attention au « reste ». Même si l'on peut se heurter *là* à la mentalité d'artiste, ou de profession libérale, de médecins qui considèrent que nul ne peut se mêler de leurs conditions d'exercice. Et qu'au-delà du geste médical proprement dit, ou du colloque singulier entre le médecin et le malade, tout n'est qu'accessoire ou intendance.

Pourtant, si la qualité est désormais mesurée, on ne va toujours pas jusqu'au bout de l'exercice. Je serais incapable de dire si la probabilité d'être guéri, d'être soigné sans complication, de ne pas mourir au bloc opératoire est la même dans les six cent cinquante services de l'Assistance publique.

Certains pays font mieux ou vont plus loin. Aux États-Unis, comme on l'a déjà dit, il est normal de connaître le taux de mortalité de chaque chirurgien ou les performances réelles d'un service.

Dans notre plan cancer, nous nous sommes engagés à publier les indicateurs concernant le cancer pour chacun de nos services, en renseignant le taux de survie pour les différents cancers. Cet engagement a été pris dans le groupe de travail et il faut maintenant passer à l'acte.

Il est bien sûr compliqué de le faire. Les services qui acceptent les malades les plus lourds ont peur d'être pénalisés. Quand ils prennent en charge des cas plus complexes, des situations plus désespérées, ils se trouvent avec des taux de mortalité plus élevés pour des raisons qui les honorent plus qu'elles ne les condamnent. Il n'est pas facile de faire la part des choses dans les différents facteurs qui contribuent à une bonne qualité des soins. Mais derrière toutes ces transformations se trouve un enjeu fondamental, celui de la réelle égalité d'accès à des soins de qualité. Il faudra un jour construire le bon instrument de mesure. Si nous savons évaluer, par des enquêtes imparfaites, la part des patients qui renoncent à des soins pour des raisons financières, nous ne savons pas mesurer la différence entre deux personnes et la proportion de patients qui, parce qu'ils ont trop attendu ou parce qu'ils ont été mal orientés, ont vu leur chance de guérison réduite par rapport aux patients ayant bénéficié de la prise en charge adéquate.

Cet instrument de mesure est à construire et nous avons un travail colossal à réaliser pour que, quelles que soient les circonstances de survenue de la maladie, quel que soit le mode d'entrée dans le système de soins, le trajet vers la bonne prise en charge soit le même pour tous. C'est notre fil rouge à l'AP-HP, mais on voit aisément que cela dépasse cette seule institution.

Hôtel ou hôpital ?

Au cours des années à venir, l'une des évolutions les plus délicates de l'hôpital est la « déconnexion » de sa fonction de soins et de sa fonction hôtelière. Comme un divorce annoncé dans l'étymologie de l'hôpital. L'hôpital – hôtel, lieu d'hospitalité, lieu où l'on séjourne, lieu où l'on dort, lieu où l'on soigne.

« Le pape, combien de divisions ? » demandait Staline dans une phrase célèbre (mais probablement apocryphe). « L'hôpital, combien de lits ? » pourrait-on dire avec la même intention de domination. Et, même, ce service, combien de lits ? La puissance d'un hôpital, la puissance d'un chef de service se mesure à cette aune.

Quand on présente l'AP-HP, c'est probablement le premier chiffre qu'on dégaine,

« 22 500 lits », et qui impressionne le monde entier. Or cette notion est de plus en plus remise en question. Les durées de séjour se réduisent. Prenons l'accouchement : le séjour était d'une semaine du temps de nos parents, de quatre jours de notre temps, de quarante-huit heures, maximum soixante-douze heures pour nos enfants. Viendra-t-elle, l'époque où l'on accouchera dans la journée et où l'on rentrera le soir avec son bébé ? Ce n'est pas impossible ! Est-ce souhaitable ? Nous allons y revenir…

Les statistiques sont claires sur les durées de séjour, de plus en plus courtes… mais ce raccourcissement a ses limites et ses particularités. Pour certaines maladies, le temps de séjour ne décroît pas et, pour les personnes âgées, le temps moyen de séjour reste bien supérieur. Cependant, c'est une tendance qui se poursuivra et, pour la comprendre, il n'est pas inintéressant de regarder les comparaisons internationales.

Il n'arrivait jamais, il n'y a pas si longtemps, qu'on soit opéré à l'hôpital sous anesthésie générale sans y passer au moins une nuit au préalable ! À l'AP-HP aujourd'hui, environ un malade sur trois venant pour une intervention chirurgicale ne reste plus une seule nuit. Il entre dans un circuit de « chirurgie ambulatoire » ; il arrive le matin et repart en fin de journée. Notre objectif est que cela concerne pratiquement un patient sur deux dès 2019. Et nous ne sommes pas (de loin) l'établissement français où la chirurgie ambulatoire est la plus fréquente, la France étant un pays où elle n'est pas particulièrement développée. Aux États-Unis, 80 % des interventions chirurgicales se font dans la journée sans que le patient reste à l'hôpital !

Nous sommes donc poussés à aller plus loin. Quels sont les intérêts ? Et quels sont les risques ? Quels sont les avantages ? Quels sont les effets pervers ?

Avant d'en venir aux intérêts économiques, voyons les intérêts médicaux et sociaux. En général, quand on est souffrant, on souhaite que la maladie interfère le moins possible avec sa vie quotidienne, sa vie familiale, sa vie professionnelle. On demande rarement à quitter son foyer pour élire domicile à l'hôpital. Le fait d'y dormir est donc une contrainte. Même si on peut relativiser cette appréciation en estimant que pouvoir vivre entre parenthèses dans un univers où l'on est complètement pris en charge, où l'on n'a pas à avoir de contraintes matérielles, pas à faire son lit, son ménage, ses repas, pas à se déplacer, pouvoir appuyer sur une sonnette quand on a besoin de quelque chose peut être un confort et, plus qu'un confort, un élément de récupération, de coupure. On voit tout de suite que la réponse n'est pas univoque. Cela dit, on peut penser qu'éviter l'hôpital est le plus souvent souhaitable. Éviter d'y séjourner également. De la même manière, on préfère souvent, quand on doit aller en province, prendre un TGV le matin et rentrer le soir que d'être obligé de dormir sur place, la rapidité des moyens de transport étant utilisée pour ce gain de temps et pour réduire l'éloignement du domicile.

Pour les personnes âgées, l'analyse est encore plus complexe. D'un côté, un séjour hospitalier est souvent déstabilisant : une désorientation dans un autre univers, une déstabilisation par rapport aux habitudes. Il est souvent noté qu'un séjour hospitalier (par exemple pour une fracture d'un col du fémur) est un « tournant » dans le vieillissement, qu'il y a un avant et un après, et que l'après est souvent une phase de déclin... à l'inverse, une personne âgée peu autonome peut difficilement rentrer chez elle en sortant du bloc opératoire, surtout si elle vit seule ou que son conjoint est lui-même très âgé ! Il vaut mieux prendre le temps de se retaper !

Mais il y a d'autres facteurs. Il ne faut pas oublier que, malheureusement, l'hôpital reste un lieu où l'on peut contracter des maladies, appelées nosocomiales. La probabilité de contracter l'un de ces germes augmente avec la durée de séjour.

Venons-en au plan économique. Il est facile de comprendre qu'une intervention chirurgicale sans séjour hospitalier coûte moins cher à la collectivité.

Faisons un détour pour comprendre les coûts d'un hôpital. Environ deux tiers des coûts sont liés aux salaires. Il faut du personnel de jour comme de nuit. Cela explique que vingt-quatre heures à l'hôpital coûtent cher, avec des frais qui dépendent de l'intensité de la prise en charge, et donc de l'intensité en personnel. Une chambre de réanimation nécessite souvent une infirmière par patient ou une infirmière pour deux patients à chaque moment. Pour un seul patient, quatre ou cinq personnes sont donc nécessaires toutes les vingt-quatre heures.

Le deuxième poste de dépense concerne les médicaments et les dispositifs médicaux (pacemakers, prothèses). Le troisième poste, les équipements qu'il faut acheter (scanners, IRM) et entretenir. À cela s'ajoutent des dépenses non spécifiques, comme dans toute organisation : frais de chauffage, d'électricité, de nettoyage, d'entretien. Rien qu'à l'AP-HP, la facture d'énergie s'élève à 100 millions d'euros par an ! Le nombre de kilowatts nécessaire équivaut presque à ce que produit une centrale nucléaire !

De tout cela il résulte qu'une nuit à l'hôpital coûte cher : de 600 euros à 6 000 euros par vingt-quatre heures, et que l'on comprend l'engouement des financeurs pour l'hôpital où l'on ne séjourne pas.

Il y a plusieurs limites à la chirurgie ambulatoire. La première est technique, même si cette limite évolue de manière relativement rapide. De plus en plus d'interventions complexes se font en chirurgie ambulatoire. Récemment, une pose de prothèse de hanche, de prothèse d'épaule s'est réalisée pour la première fois dans la journée dans nos hôpitaux. Bien sûr, cela ne sera jamais le cas pour une greffe de cœur ou une greffe de foie, opérations à l'issue desquelles le patient a besoin de réanimation. Des interventions si lourdes nécessiteront toujours un séjour à l'hôpital. Encore que ces techniques seront peut-être de plus en plus rares, remplacées par des réparations d'organes, avec implantation de cellules ou de tissus qui repousseront ou répareront les lésions dans des conditions qui ne nécessiteront plus de chirurgie lourde.

La seconde limite tient à la situation du patient. Pour rentrer chez soi le soir même d'une opération, il faut avoir un « chez-soi », il ne faut pas vivre seul, il ne faut pas faire face à d'autres facteurs de vulnérabilité, physique, sociale ou psychologique. Cette dimension humaine est essentielle et il n'est pas question de la négliger.

Pour être éligible à la chirurgie dans la journée, des critères non seulement médicaux mais aussi sociaux entrent en ligne de compte. Habiter tout seul est une contre-indication. Ce n'est pas à proprement parler une contre-indication médicale, mais elle est prise en compte par l'équipe médicale au même titre que souffrir d'une autre maladie qui pourrait induire des complications dans une chirurgie considérée comme simple chez un autre patient.

De cela on peut déduire que se profile, à terme, un nouveau problème. Si la chirurgie ambulatoire devient la norme et la chirurgie dite conventionnelle l'exception, une exception que l'on conserve pour les patients les plus fragiles socialement, est-ce que l'on ne va pas faire naître de nouvelles inégalités ?

C'est un peu pour répondre à ces complexités et à ces évolutions qu'émerge l'idée d'hôtels hospitaliers. Pour caricaturer, l'hôpital de demain sera un hôpital sans chambres ou avec peu de chambres, auquel seront accolés un ou plusieurs hôtels. Des hôtels qui ressembleront à tous les autres hôtels, mais avec une proximité avec l'hôpital. On aura véritablement dissocié la fonction de soins de la fonction hôtelière. Économiquement, on comprend quelle peut être la rentabilité de ce changement. Une nuit dans un hôtel coûte 50 euros dans un hôtel de première catégorie, 100 euros dans un bon hôtel, 200 euros dans un hôtel qui commence à être un hôtel de luxe. Une nuit dans un hôpital coûte 500 euros dans une spécialité peu onéreuse, plusieurs milliers d'euros en réanimation, pour des raisons que nous avons déjà exposées. Dans un hôtel, il n'y a pas d'infirmière à votre chevet, qui s'occupe des soins, de la surveillance, de noter vos différents paramètres, de vous prendre la tension toutes les quatre ou six heures. La proximité permet de pouvoir faire ses examens, consultations, interventions à l'hôpital dans la journée et de dormir à l'hôtel le soir, sans trajet, sans effort et, le cas échéant, de pouvoir être revu ou réhospitalisé si un problème, une complication survient dans les vingt-quatre ou quarante-huit heures. C'est ainsi rassurant pour tout le monde : le patient, son entourage, l'équipe médicale.

Dans nos propres hôpitaux, nous avons réalisé une enquête pour savoir quelle était la proportion de patients qui dormaient à l'hôpital et qui pourraient relever d'un hôtel (ou de leur domicile, d'ailleurs) parce qu'ils n'avaient pas besoin de soins spécifiques. Les chiffres ont été très élevés : environ 25 % des patients. En d'autres termes, d'un point de vue médical, un patient sur quatre n'avait pas à dormir à l'hôpital. Cela revenait à pouvoir « supprimer » 4 000 ou 5 000 lits, si ces patients trouvaient une autre solution que celle de l'hébergement hospitalier.

Pourquoi cette évolution n'est-elle pas immédiate ? Tout n'est pas simple…

Aujourd'hui, au-delà du ticket modérateur qui peut laisser une partie du coût des soins à la charge de l'assuré, une nuit à l'hôpital revient environ à 20 euros au patient (c'est ce qu'on appelle le forfait hospitalier, qui est souvent couvert par sa mutuelle). À cela peuvent s'ajouter environ 50 euros s'il a choisi une chambre seule (là aussi fréquemment pris en charge par la mutuelle). Rappelons que seulement 4 % de patients n'ont pas de mutuelle. Mais si le patient devait payer une chambre d'hôtel, le séjour lui reviendrait plus cher. Cela ne poserait pas de problème à certains patients, mais cela représenterait un vrai obstacle pour d'autres. Il ne s'agit pas de recréer, par ce biais, une médecine à deux vitesses où l'hôpital semblerait rester gratuit, mais serait payant en raison de ce coût hôtelier… Il faudrait donc que la chambre d'hôtel soit remboursée par la Sécurité sociale ! Cela semble logique, et l'on constate que la Sécurité sociale devrait être gagnante si tous les séjours qu'elle paie avec des nuits à 500 euros se transforment en séjour avec des nuits à 50 ou 100 euros la nuit.

Voici donc le premier problème : prévoir que la Sécurité sociale rembourse l'hôtel… On a fait un premier pas timide avec une loi de 2014 qui permet dans certains cas d'expérimenter ce système. Mais dans des conditions très restreintes.

Le deuxième problème consiste à trouver le bon modèle économique pour ces hôtels. Il ne faut pas qu'ils soient en déficit. Or les patients sont une clientèle particulière. Ils doivent pouvoir compter sur l'hôtel dès qu'ils en ont besoin. Compliqué de leur dire : « Désolé, on ne peut pas vous opérer aujourd'hui, car il n'y a plus de chambre à l'hôtel d'à côté. » Faut-il alors des hôtels réservés aux patients ou des hôtels où coexistent patients et clients classiques (touristes, professionnels) ? Si les hôtels sont réservés, le gestionnaire de l'hôtel exigera de l'hôpital qu'il lui garantisse l'occupation de toutes ses chambres ; en conséquence, c'est sur l'hôpital que pèsera le risque de mauvaises affaires…

Mais à supposer qu'on ait réglé ces deux problèmes, d'autres se profilent. Si, du jour au lendemain, on « plaçait » un quart de nos patients dans un hôtel, ce n'est pas pour autant que nos besoins en personnel diminueraient d'un quart et nos charges d'autant. Il n'est pas question d'envisager de licencier 25 % du personnel parce qu'on pourrait compter sur des hôtels. Cela d'autant que les patients sans séjour auront des besoins plus intenses que les patients conventionnels. Il faudra « intensifier » leur passage à l'hôpital. Plusieurs examens seront réalisés dans la même journée. Cela nécessitera davantage de personnel de jour et davantage de personnels dont la fonction sera de coordonner les différents examens, la programmation de soins aussi complexes dans un délai plus court. Il conviendra de laisser une partie de l'économie à l'hôpital et non pas que la Sécurité sociale reprenne tout ce qu'elle économise, sauf à déséquilibrer l'hôpital. C'est donc un changement complexe à organiser, même s'il est probable qu'on peut l'organiser plus rapidement et qu'on gagnera à le faire plus vite que notre tendance naturelle... qui est assez lente !

L'hôpital s'éloignera ainsi de sa racine étymologique. Il sera moins le lieu qui offre l'hospitalité, mais davantage le lieu qui assure la santé, qui suit, qui soigne. Car c'est là le grand paradoxe : au fur et à mesure que la durée de séjour se réduit, jusqu'à parfois être réduit à la portion congrue, le lien entre l'hôpital et le patient s'allonge. Pour caricaturer, on pourrait dire qu'auparavant l'hôpital découvrait le patient au moment de son admission et rompait le lien au moment de sa sortie. De plus en plus, notamment parce qu'il suit des malades chroniques, il connaît son histoire, reste en lien avec les autres acteurs de la prise en charge médicale, comme le médecin traitant : en d'autres termes, le dossier médical du patient n'est pas vierge quand il arrive et ne se referme pas quand il ressort.

Comment cela se traduit-il concrètement ? La première conséquence concrète, c'est que, lorsque nous rénovons un hôpital ou construisons un nouvel hôpital, nous y prévoyons un nombre de lits plus faible. C'est un exercice difficile. Il faut dix ans pour construire un nouvel hôpital et tenter de prévoir quelle sera la bonne dimension pour qu'il soit performant dans une décennie, et bien sûr dans les décennies suivantes.

Pour le faire, nous usons d'une méthodologie sophistiquée : d'un côté, nous anticipons les facteurs qui jouent à la baisse du nombre de lits : le développement prévisible de la chirurgie ambulatoire, la baisse tendancielle des durées de séjour, l'évolution des dialyses, des chimiothérapies : par exemple, alors que les chimiothérapies étaient en général administrées par une perfusion, elles sont de plus en plus fréquemment orales ; de l'autre côté, nous prévoyons ce qui peut augmenter le besoin en lits : l'augmentation de la population et son vieillissement. Et c'est en faisant la balance entre les deux que nous en déduisons un nombre de lits cible. Ainsi, le nouvel hôpital Lariboisière qui ouvrira en 2022-2023 comptera 20 % de lits en moins que l'actuel hôpital. L'hôpital de Saint-Ouen, qui remplacera deux hôpitaux – Bichat et Beaujon –, comptera 30 % de lits en moins. En contrepartie, il doublera le nombre de places d'hôpital de jour dont disposent les deux établissements auxquels il se substitue et comportera nettement plus d'équipements dans son « plateau technique ». Difficile de se projeter dans ce « rétrécissement » quand, aujourd'hui, il faut se battre pour trouver suffisamment de places pour tous les patients qui passent par les services des urgences !

Compliqué de comprendre aussi que des hôpitaux disposant de moins de chambres prendront en charge un plus grand nombre de malades, parce que beaucoup d'entre eux bénéficieront des services de l'hôpital, de son plateau technique, sans avoir à y séjourner. Ce n'est donc pas un désengagement du service public. Si l'on osait une comparaison, on dirait qu'il serait ridicule de penser qu'un ordinateur d'aujourd'hui est moins performant qu'un ordinateur d'il y a trente ans, alors qu'à cette époque il fallait une pièce entière pour abriter un appareil et que, à présent, un ordinateur plus performant tient dans une sacoche !

Mais un hôpital n'est pas un ordinateur et un patient n'est pas une puce électronique. Le raisonnement ne demeure solide que si le reste suit. C'est-à-dire si l'on est capable d'éviter les hospitalisations avec une médecine de ville performante, un suivi à domicile de qualité, des solutions adaptées pour les patients les plus vulnérables, socialement ou du fait de leur grand âge.

On voit que raisonner seulement sur l'hôpital est toujours insuffisant. Le bon fonctionnement de l'hôpital dépend de l'ensemble du système, de la médecine de ville, des services sociaux, du partage de l'information entre les acteurs.

Cela signifie aussi qu'il faut admettre que l'activité de l'hôpital pourra être saisonnalisée. Ce qui caractérise un hôpital, c'est qu'il doit prendre en charge à la fois des activités programmées (un médecin vous dit qu'il faudra vous faire opérer dans le trimestre suivant et vous invite à fixer la date de votre opération au moment qui vous convient le mieux en fonction de vos impératifs professionnels et familiaux) et des activités imprévues : en général, on ne prévoit pas à l'avance de passer aux urgences, de se casser un bras ou de contracter un sale microbe !

Les activités imprévues sont fluctuantes. Les épidémies ne préviennent pas de leur date de survenue. Chaque hiver, ou presque, il faut faire face à une épidémie de grippe, plus ou moins sévère, pour les adultes et surtout les personnes âgées, et une épidémie de bronchiolite pour les nourrissons. Chaque année, l'épidémie de grippe est une épreuve pour l'hôpital. Et chaque fois s'élèvent des commentaires, y compris au sein de l'hôpital, pour dénoncer l'impréparation ou la désorganisation.

Oui, quand il y a une épidémie de grippe, au plus fort du pic, nous déprogrammons un certain nombre d'interventions pour faire de la place. Est-ce que cela signifie que l'hôpital est débordé, désorganisé ? Non, au contraire. Cela signifie qu'il s'adapte. Est-ce que c'est la preuve d'un manque de lits ? Non plus. Ou pas toujours. Tout cela pose une question de fond. Bien sûr, si l'on pense que la bonne taille de l'hôpital est celle qui est nécessaire pour accueillir l'ensemble de l'activité normale plus le surcroît d'activité au pic de la grippe, alors l'hôpital est sous-dimensionné. Mais si l'on considère normal que l'activité s'ajuste en fonction des phénomènes épidémiques, il faut raisonner autrement. Si l'on se fondait sur le plus fort de l'activité, l'hôpital serait à 10 % vide hors des périodes épidémiques, ce qui aurait un coût faramineux.

Cela signifie enfin qu'il faudra demain être en mesure de continuer à faire vivre le lien de confiance entre le patient et l'hôpital dans des relations distantes. Une faible part de notre activité se réalise aujourd'hui sous la forme de téléconsultation ou de téléexpertise. Dans le premier cas, l'échange se fait en direct en présence du patient, en lien avec un autre médecin, le plus souvent en ville. Dans le second, nos médecins sont amenés à exprimer une expertise sur la base de documents qui leur sont transmis par voie sécurisée. Sur le plan technologique, ni l'une ni l'autre des pratiques ne posent de grandes difficultés et nous disposons déjà de plateformes d'échange adaptées à ces pratiques. En revanche, l'organisation à mettre en place est évidemment tout autre et dégager du temps pour une activité supplémentaire ne peut aujourd'hui se concevoir que si l'expertise que nous fournissons est pleinement valorisée. Le programme TELDERM que porte une équipe de l'hôpital Henri-Mondor est un bon exemple des transformations qui sont devant nous. Il permet de répondre aux questions que nous posent les services d'urgences et de réanimation, les nôtres et ceux des autres hôpitaux du Val-de-Marne, de la Seine-et-Marne et de l'Essonne, pour toute demande d'avis en dermatologie. Cela concerne environ 1 patient sur 10 qui pousse la porte des urgences. Plus encore, nous faisons bénéficier ces services d'une expertise de pointe, celle du centre de référence de Mondor, spécialisé dans les neurofibromatoses et les dermatoses bulleuses toxiques, des pathologies rares que seuls des professionnels très spécialisés peuvent prendre en charge efficacement. TELDERM est donc un service qui améliore très nettement la qualité des soins rendus aux patients. En l'état de son fonctionnement, le nombre de professionnels qu'il mobilise se compte sur les doigts de la main. Nous savons que nous devrons être en mesure un jour de le proposer à toutes les équipes hospitalières d'Île-de-France, voire aux médecins de ville. Mais nous ne pourrons le faire que lorsque cette activité sera pleinement prise en charge, c'est-à-dire rémunérée comme une activité à part entière.

Maintenir le lien de confiance avec les patients après leur départ est une demande forte de nos équipes, particulièrement celles qui suivent des patients chroniques. Diabétologues, néphrologues, oncologues, rhumatologues, internistes, neurologues, cardiologues, tous voient une révolution s'engager dans leurs prises en charge, celle selon laquelle les données permettant le suivi de leurs patients ne constituent plus les épisodes d'une partition marquée par de longs silences, mais une musique continue dont il faut guetter les inflexions et accélérations. Prenons l'exemple de l'insuffisance rénale chronique. Environ 10 000 patients en souffrent en France. Pour améliorer le pronostic des malades, les néphrologues mettent en place des stratégies thérapeutiques graduées, qui impliquent un suivi régulier d'analyses du sang et des urines, et le recueil d'informations fournies par le patient lui-même sur son poids, sa tension, son essoufflement. La surveillance est de plus en plus rapprochée au fur et à mesure que les capacités du rein se dégradent. Un médecin de l'AP-HP suit en moyenne 500 patients. Nous gagnerions une efficacité considérable si demain, plutôt que de convoquer les patients tous les mois ou tous les deux mois pour examiner leurs résultats, nous permettions aux patients qui le souhaitent de renseigner régulièrement leurs informations dans un portail patient et si nous diversifiions nos modes de contact – parfois par téléphone, parfois en vis-à-vis. Le saut technologique pour y parvenir est loin d'être insurmontable. Ce portail patient, nous sommes en train de le développer, et il ouvrira l'année prochaine. S'il existait une barrière des mentalités à franchir, elle est d'ores et déjà tombée, et ce sont les néphrologues eux-mêmes, comme ceux de l'équipe de l'hôpital Bichat, qui nous demandent d'évoluer. L'enjeu est autre et plus global : la nécessité pour les responsables de santé de baliser le chemin qui permettra de basculer d'un financement essentiellement fondé sur le paiement d'une consultation vers des financements plus globaux, principalement déterminés par le nombre de patients suivis et la qualité des résultats obtenus.

La force d'un hôpital ne se mesurera plus au nombre de ses lits, mais à la modernité de son plateau technique, à la force de ses partenariats, à la compétence de ses personnels, à la qualité du suivi de ses malades, à sa bonne intégration dans son environnement. D'ailleurs, le pape a eu raison du stalinisme, avec beaucoup moins de divisions que n'en comptait l'armée soviétique...

L'argent et la santé
font mauvais ménage

Entre les comités de pilotage et les comités de coordination, nous ne manquons pas de comités. La comitologie est notre fort. Si j'étais un dessinateur humoristique, je dessinerais notre hôpital avec les noms des services : « dermatologie », « rhumatologie », et des patients, et j'ajouterais un service « comitologie » qui représenterait les équipes de l'AP-HP dans une immense salle d'attente. En l'occurrence, en écrivant cela, je reconnais être moi-même l'hôpital me moquant de la charité, puisque je suis à l'origine de plusieurs « comités », que mes prédécesseurs n'avaient pas pensé à créer... Un conseil du numérique, par exemple, ou un comité de certification. Les comités, il ne faut pas en abuser, mais ils peuvent avoir leur utilité pour faire travailler les équipes ensemble.

Pourquoi l'instauration d'un comité de coordination de l'éthique est-elle, à nos yeux, nécessaire ? Parce que l'éthique est faite de chapelles, qu'au-dessus des chapelles se trouvent des clochers et que leurs chefs ne se parlent pas entre eux, rivalisent ou se neutralisent. Nous pensions qu'il était temps de tourner la page et de réunir autour de la même table celles et ceux qui s'intéressent de près ou de loin à l'éthique.

C'est le cas ce matin-là, au printemps 2017. Il doit y avoir une quarantaine de personnes dans la salle des instances du siège de l'AP-HP. Chacun explique ce qu'il attend d'une coordination de l'éthique à l'AP-HP. Rien de surprenant, jusqu'à l'intervention d'un responsable d'une réanimation : « On peut bien sûr faire de la théorie sur l'éthique, mais, de plus en plus, nous sommes conduits à avoir des comportements antiéthiques. Ce qui m'intéresse, moi, c'est de partir du respect de l'éthique pour convaincre qu'il faut changer le mécanisme de financement de l'hôpital. » Et de continuer en expliquant la perversité de la tarification à l'activité. « Chaque mois, on nous demande de "pousser" notre activité. Car c'est l'activité qui dégage les recettes permettant de payer les salaires des médecins et des infirmières. Or, à quoi cela conduit-il ?

À aller de plus en plus loin dans les soins apportés aux plus vieux. Les jeunes de quarante à cinquante ans, ou même de cinquante à soixante ans ne sont pas plus malades d'une année à l'autre. L'activité sur ces tranches d'âge est stable. Donc, comment fait-on pour augmenter l'activité ? On est beaucoup plus "offensif" aux âges les plus avancés de la vie. »

Voilà crûment énoncée, par quelqu'un que l'on ne peut pas soupçonner d'exagération, connu pour être pondéré, une terrible vérité : le choc frontal entre les réalités économiques et les valeurs éthiques. Je pensais qu'il allait observer de manière plus classique : « Nos budgets sont trop contraints. Nous n'avons pas assez de temps pour la dimension humaine de notre exercice. » Ce qu'on entend souvent et qui, non moins souvent également, est vrai. En l'occurrence, le choc est encore plus frontal. Ce médecin sous-entend que l'on va au-delà du soin nécessaire, du juste soin, de la « pertinence des actes », comme dit pudiquement celui qui a lancé ce pavé dans la mare, pour faire tourner ce qu'on pourrait qualifier de « machine à cash ».

Les pieds dans le plat du modèle économique de l'hôpital. Prenons quelques instants pour expliquer les choses. Depuis une dizaine d'années, les hôpitaux sont financés par un mécanisme portant le doux nom de « T2A », la tarification à l'activité. Comment cela fonctionne-t-il ? Les patients sont répartis en « groupes homogènes de malades » (GHM) en fonction de leur maladie, de leur âge et de complications associées. Pour chaque GHM, il existe une cotation et un prix. Pour utiliser une horrible comparaison triviale, la T2A est au patient ce que l'argus est aux voitures d'occasion. On définit le modèle, l'âge de la voiture, le kilométrage, les options dont est doté le véhicule, puis on déduit la cotation et la valeur de cette voiture. (Attention, j'utilise cette comparaison pour être pédagogique, pas pour vous convaincre qu'un hôpital et un garage, ce serait la même chose, et que la prochaine étape serait de créer dans les hôpitaux une prime à la casse !)

Ce système n'est pas une spécificité française. C'est même le plus répandu dans le monde, parce qu'il semble présenter le moins d'inconvénients. Avant de s'intéresser à ses qualités et à ses effets pervers, disons un mot des deux autres modes de tarification que nous connaissons. L'un est le système qui existait avant la T2A et qu'on appelait le budget global. Chaque établissement disposait, pour une année N, du même budget que l'année précédente, N-1, augmenté d'un coefficient tenant compte de l'évolution des prix. Ainsi, pour l'AP-HP, sur la base d'un budget de 7,5 milliards d'euros en 2016, on définirait que son budget de 2017 est de 7,5 milliards + 2 % de cette somme, ce qui correspondrait à la progression des dépenses hospitalières votées par le Parlement sur proposition du gouvernement. Le budget 2017 serait donc de 7,65 milliards. Ce système, qui a fonctionné environ vingt ans, recèle beaucoup d'inconvénients. Pour exemple, un hôpital, qui voyait son nombre de malades augmenter une année (parce qu'il y a des épidémies, parce qu'il est plus attractif qu'un autre), devait soigner plus de malades avec exactement la même somme. Si tout le budget était en passe d'être dépensé fin novembre, il avait le choix entre créer un déficit ou dire aux médecins de ralentir la cadence ! Ce système-là n'est donc pas idéal.

L'autre possibilité est de payer l'hôpital pour chaque acte qu'il effectue. Là, ce n'est plus l'argus pour les automobiles, c'est le système du menu à la carte au restaurant : on remplace l'entrée par le nombre de nuits, le plat principal par la nature de l'intervention chirurgicale, les boissons par les radios et les examens biologiques qui ont été réalisés, on fait l'addition du tout et on demande à l'assurance-maladie de payer. Ce système-là est certainement le plus inflationniste. Mieux vaut garder un patient cinq nuits que quatre pour percevoir le plus fort tarif. Aucun intérêt à lésiner sur les examens, il vaut même mieux les multiplier pour faire rentrer l'argent dans les caisses. Dans la T2A, c'est l'effet inverse : à chaque type de malade correspond un forfait. Si votre malade a été bien guéri avec moins d'examens, un séjour plus court, l'hôpital perçoit la même somme que s'il était resté plus longtemps et s'il avait bénéficié de toutes les explorations possibles et imaginables.

Reprenons l'exemple du séjour de l'émir du Golfe à l'hôpital Ambroise-Paré qui avait fait couler beaucoup d'encre au printemps 2014. Comme nous l'avons vu, l'AP-HP avait été accusée de faillir à ses missions de service public. En réalité, le chirurgien orthopédiste, dont la renommée internationale avait attiré ce patient particulièrement exigeant, avait astucieusement organisé son séjour. La prise en charge n'était pas complètement ordinaire puisque, parmi les exigences, on trouvait celle de loger à proximité une partie de la suite du patient. Le chef de service, Philippe Hardy, avait proposé que l'intervention ait lieu pendant l'un des ponts du mois de mai – période où l'activité est nettement plus faible –, et mobilise des chambres qui n'auraient de toute manière pas été utilisées. En outre, chaque chambre, y compris celles « réquisitionnées » pour les accompagnants, avait été facturée au tarif appliqué à un patient pris en charge en chirurgie, majoré de 30 %, comme cela nous est autorisé pour les non-résidents qui choisissent les hôpitaux publics français. Résultat : nous avons facturé chaque chambre à un prix supérieur à une nuit à l'hôtel Crillon, ce qui a permis de rendre cette intervention particulièrement rentable et d'apporter quelques ressources supplémentaires à l'hôpital.

Paiement à l'acte comme paiement par T2A ont donc chacun un effet potentiellement inflationniste : dans un cas, c'est le nombre d'actes pour un même malade qui a tendance à augmenter, dans l'autre, c'est le nombre de malades sur lequel on intervient qui peut gonfler.

Les effets pervers n'existeraient pas si la décision d'intervenir ou non, de faire un scanner ou non, de faire sortir un malade ou non, répondait à des critères purement objectifs, purement mécaniques, purement automatiques. Mais tel n'est pas le cas. Il y a forcément une subjectivité et il est évident que, même de bonne foi, le professionnel de santé est influencé par la contrainte qui pèse sur lui ou les « incitations » dont il est l'objet. À cela s'ajoute un autre biais. Par définition, ces forfaits ne correspondent jamais à 100 % à la réalité des coûts. Il existe des forfaits un peu généreux (l'hôpital peut espérer faire une marge) et d'autres au contraire qui sont « ric-rac » ou sous-tarifés : la bonne prise en charge est plus chère que ce que « vaut » le malade. Or il est strictement impossible d'atteindre la perfection de la vérité, et l'objectivité absolue dans un domaine où tout varie selon des facteurs humains ; la diversité des patients, la diversité des médecins, la diversité des circonstances. Les malades peuvent être homogènes, mais ils ne peuvent pas être identiques !

Quelle est la tentation pour un médecin de bonne foi ? Il veut développer son service, avoir davantage de personnels, pouvoir acheter de nouveaux équipements plus modernes. Pour cela, il doit rapporter plus de recettes. Il peut donc, consciemment ou non, privilégier des malades « rémunérateurs ». Car, rapidement, chacun connaît, qu'il le veuille ou non, les particularités de chaque tarif.

Que l'on se rassure : cela ne conduit pas toujours à des abus, au contraire. Ainsi, un jour, des journalistes de *Cash investigation* sont venus nous accuser de pratiquer, dans une des maternités de l'AP-HP, un taux de césariennes anormalement élevé. Il est vrai que le nombre de césariennes dans cette maternité était plus élevé que la moyenne. Il est également exact que le tarif d'une césarienne est supérieur au tarif d'un accouchement « par voie basse ». Mais nous nous sommes rendu compte que cette accusation était infondée. Si le nombre de césariennes était élevé, c'est parce que cette maternité suivait davantage de femmes ayant des pathologies associées qui justifiaient un accouchement par césarienne, notamment des maladies métaboliques. Et qu'en réalité le « surtarif » pour césarienne était loin de compenser le coût plus élevé de prise en charge de ces femmes. Autrement dit, si la maternité n'avait fait qu'un raisonnement financier, elle aurait été conduite à écarter ces patientes complexes au profit de patientes plus simples. Ce raisonnement, exact, convainquit les journalistes d'investigation et l'accusation fut retirée.

Cela dit, le problème reste entier. Entier et peut-être insoluble. Il n'existe probablement pas de système de tarification exempt d'effets pervers. Tarification à l'acte, au forfait, au budget global : aucun système n'est parfait. La réalité, c'est qu'il y a une contradiction ontologique entre la médecine et l'argent. D'où le florilège d'expressions galvaudées mais parlantes comme : « La santé n'a pas de prix, mais elle a un coût. »

Un système n'a jamais été tenté en France, celui de la « capitation » : autrement dit, un financement « par tête ». Chaque patient s'inscrit auprès d'un médecin qui reçoit une somme fixe pour prendre en charge sa santé. Cependant, cela ne peut pas couvrir l'ensemble des frais de santé d'un patient. Si la capitation est adaptée pour le suivi au long cours d'un patient dont l'état est stable, il n'est pas possible d'anticiper, pour un patient, la diversité des situations. Admettons que vous receviez un forfait pour prendre en charge un patient X, qui a besoin d'une greffe. Aucun forfait ne peut couvrir le coût d'une greffe et vous voilà ramené au problème précédent.

Il faut donc accepter une tension permanente entre les contraintes médicales et les contraintes financières, entre les aspirations à être libéré de la réalité budgétaire et le besoin d'allouer au mieux les ressources. À cet égard, on peut considérer qu'un grand centre hospitalier comme l'AP-HP est, somme toute, mieux protégé qu'un autre. Il assume pleinement cette contradiction qui ne lui est pas propre mais bien universelle.

Comme directeur général, je dois veiller au respect des équilibres financiers. Je joue le mauvais rôle, celui qui consiste à dire non à certaines demandes, à limiter les appétits de moyens. Pour autant, il ne me viendrait pas à l'esprit de reprocher à un hôpital ou à un service de prendre en charge trop de patients précaires, qui coûtent cher et rapportent moins, de trop s'intéresser aux maladies rares, souvent coûteuses, de prendre en charge des patients difficiles. Non seulement cela ne me viendrait pas à l'esprit, mais, si un funeste directeur général avait cette velléité, il est évident que la communauté médicale ferait preuve, heureusement, d'une résistance civile, au nom de considérations éthiques. Cela ne signifie pas pour autant que la pression n'existe pas et que chacun finit par intérioriser cette contrainte financière et à la trouver pesante.

Cela impose de changer régulièrement les règles du jeu. Puisqu'elles ne peuvent être parfaites, il y a un risque à conserver trop longtemps les mêmes : les effets pervers deviennent de plus en plus insupportables et finissent par pervertir les comportements. Mieux vaut donc, de temps en temps, comme un bateau qui tire des bords, passer d'un système à un autre, ou le faire évoluer en permanence.

Pour cela, il faut être cohérent avec les objectifs que l'on assigne au système de santé.

Une notion est particulièrement à la mode depuis quelques années : celle de « parcours de soins ». C'en est devenu une tarte à la crème. Ce concept, en réalité, recouvre deux notions différentes et complémentaires.

La première, c'est de permettre au patient de bien s'orienter et de pouvoir accéder, sans faire de détours, sans perdre de temps, et donc sans perdre de chance, au bon endroit pour bénéficier de la prise en charge la plus adaptée à son état. Un patient qui erre entre médecins qui se le renvoient telle une balle de ping-pong est un patient mal pris en charge. Si chaque intervenant doit refaire de A à Z son dossier, parce qu'il n'a pas connaissance des examens qui ont été réalisés par l'un de ses confrères, le patient est moins bien pris en charge.

La deuxième notion est une notion économique. Si un patient a juste besoin d'être suivi régulièrement en ville, il n'y a aucune raison qu'il soit hospitalisé pour des soins qui peuvent être réalisés sans séjour hospitalier.

Pour que cette « médecine de parcours » fonctionne – l'expression est épouvantable, mais il n'en existe pas de meilleure aujourd'hui –, il faut résoudre des enjeux techniques : il est plus facile d'assurer le bon parcours du patient si chaque acteur – le médecin de ville, l'hôpital, le kinésithérapeute, le pharmacien, etc. – a accès au dossier du patient et peut visualiser son histoire, les épisodes précédents, les interventions des autres professionnels de santé. Plutôt que d'avoir un patient qui se promène avec ses grandes enveloppes marron enfermant ses précieuses radios – jamais les bonnes, quand il ne les oublie pas ! –, il vaut mieux que le médecin puisse, d'un clic, projeter sur son écran l'ensemble des images qui ont été réalisées dans les mois précédents.

Mais il faut aussi que le mode de financement encourage les professionnels à intégrer le patient dans le bon parcours. Il faut qu'ils aient eux-mêmes intérêt à ce qu'il soit pris en charge au bon endroit au bon niveau. Si un hôpital doit renoncer à une recette, s'il se « prive » d'un patient au profit de la médecine de ville, il n'aura pas tendance à limiter les effets de ce qu'on appelle l'« hospitalo-centrisme ». Actuellement, les consultations de télémédecine ne sont pas remboursées par la Sécurité sociale et pas rémunérées pour les praticiens. Résultat : la télémédecine ne se développe pas. Cela entraîne des déplacements inutiles pour les patients, de la perte de temps pour les médecins, des coûts supplémentaires et du retard par rapport à d'autres pays qui développent ces technologies. Pour donner un exemple simple, on peut prendre la dermatologie. Le mélanome est une maladie redoutable, un cancer de la peau qui part d'un grain de beauté. Il convient d'avoir une grande habitude pour pouvoir reconnaître un grain de beauté suspect, expertise dont disposent les services de dermatologie hospitaliers. On ne peut pas demander à chaque patient qui s'interroge sur un grain de beauté d'aller à l'hôpital, ni à chaque médecin de ville d'être aussi spécialisé qu'un dermatologue aguerri qui en voit plusieurs par jour. Mais si le médecin généraliste a la possibilité d'adresser une photo à un service spécialisé, il peut avoir rapidement la réponse à ses inquiétudes.

Le principal défi qui se pose pour notre système de santé est de traiter la coupure entre l'hôpital et la ville. Le problème ne date pas d'hier. La France n'est pas le seul pays à l'avoir rencontré. Cependant, il y est particulièrement aigu chez nous, de mieux en mieux traité dans d'autres pays, et n'avançant pas véritablement dans le nôtre. D'un côté, les médecins de ville – généralistes et spécialistes – qui exercent dans le secteur libéral ; de l'autre, les établissements hospitaliers – publics, privés à but non lucratif, privés – avec un autre mode de financement et, dans les hôpitaux publics, le salariat.

Depuis des décennies, on déplore le fossé qui sépare la médecine de ville et la médecine hospitalière. Ce sont les mêmes médecins, formés par les mêmes facultés de médecine, qui vont finir par s'ignorer et ne pas savoir comment coopérer. Il en résulte une multitude de dysfonctionnements : des patients pris en charge à l'hôpital alors qu'ils pourraient l'être en ville. Des urgences débordant de patients qui relèveraient davantage d'une consultation de cabinet médical que d'un passage dans un service aussi technique qu'un département d'urgences. Des patients qui sortent de l'hôpital sans que le relais soit correctement pris par leur médecin traitant. Des malades chroniques pour lesquels le suivi au long cours n'est pas correctement assuré. Des défauts de prise en charge pour les patients et des coûts plus élevés pour la Sécurité sociale.

De multiples tentatives ont été faites pour résoudre ce problème. L'obligation pour les patients d'avoir un « médecin traitant » censé les orienter dans le système de santé. La création de « maisons médicales de garde », où exercent des médecins libéraux permettant d'offrir une alternative aux urgences. La présence de médecins généralistes dans les centres de régulation du Samu qui peuvent répondre aux appels du « 15 » pour éviter qu'une pseudo-urgence atterrisse sans réel besoin à l'hôpital. Des règles pour que les comptes rendus d'hospitalisation soient transmis dans des délais brefs aux médecins traitants.

Mais toutes ces initiatives ne jouent qu'à la marge. La situation empire, tant pour des raisons épidémiologiques que de démographie médicale. D'un côté, la part de la population atteinte de maladies chroniques grimpe en flèche par l'effet du vieillissement : or ce sont des patients qui ont besoin d'une continuité de leur prise en charge entre la ville et l'hôpital. De l'autre, de moins en moins de médecins s'installent en cabinet, non seulement dans les zones rurales, mais aussi dans les grandes villes. En 2016, un seul médecin généraliste a posé sa plaque à Paris !

Il faut maintenant faire tomber les murs. Il est frappant de voir aux États-Unis – qui à bien des égards ne sont pourtant pas des modèles – les grands hôpitaux transformés en mini-système de santé – appelés les Accountable Care Organizations, les ACO – avec autant de médecins exerçant hors les murs que de médecins exerçant dans les bâtiments hospitaliers. Plus d'un quart des médecins qui exercent en ville aux États-Unis aujourd'hui soit sont devenus des salariés des hôpitaux, soit sont liés par contrat à un système de santé au financement intégré.

Mettons-nous à imaginer un tout autre système en France. Des médecins de ville qui pourraient rester « attachés » à l'hôpital. Être intégrés à l'équipe hospitalière, tout en exerçant dans leur cabinet, une maison médicale ou un centre de santé. Partager le même système d'information, le même dossier médical. Avoir libre accès à toutes les données que détient l'hôpital.

Bien sûr, cela se heurte à un dogme particulièrement solide. Le salariat à l'hôpital, le paiement à l'acte en ville. Le statut de la fonction publique pour les médecins hospitaliers, l'exercice libéral pour les médecins de ville. Mais, à y regarder de près, ce dogme est surmontable. Après tout, quand un patient vient en consultation à l'hôpital, il reçoit le tarif d'une consultation comme un médecin de ville. Et peut-être que ce qui peut attirer des médecins dans l'exercice de la médecine générale n'est pas ou n'est plus le paiement à l'acte, mais le mode de relations avec les patients. S'ils interrogent leurs collègues hospitaliers, entendront-ils que ceux-ci ont moins de liberté dans leur métier qu'un médecin libéral ?

On peut imaginer beaucoup de solutions pour résoudre ou contourner ce problème. Inventer un statut particulier pour des médecins choisissant d'exercer en ville tout en se rattachant à un hôpital. Faire coexister plusieurs modes de rémunération. Tester différentes formules pour trouver la meilleure. Laisser certains praticiens et certains établissements expérimenter ce nouveau modèle.

On entend déjà les réactions négatives : l'hôpital veut augmenter son emprise. Une influence rampante de l'hôpital. Une attaque contre la médecine libérale. Mais ce n'est pas avoir conscience de ce qui se passe aujourd'hui. L'hospitalo-centrisme, que l'on a raison de déplorer, n'est pas une stratégie de l'hôpital. Il est une conséquence du mode de financement, de la rigidité des statuts et des choix des patients et des professionnels. Il est paradoxal de voir les autorités sanitaires demander à l'hôpital de faire plus pour « compenser » le manque de médecins de ville, ce qui accélère un mouvement incontrôlé et irrationnel.

Alors ? Ce problème est-il insoluble ? Il est certainement sans solution miracle. De nouveau, dès lors qu'on admet que la santé n'a pas de prix, on conçoit qu'il n'existe aucun système parfait de financement du système de santé. Au mieux peut-on se comparer entre pays, mais, pour que ces comparaisons soient raison, encore faut-il aller plus loin que celle des dépenses, et savoir ce que couvrent ces dernières en termes de qualité de soins. C'est là que se trouve la clé. Probablement la seule solution pour sortir de cette tension permanente autour des contraintes budgétaires consiste à mettre en face une réelle mesure de la qualité des soins et à avoir des objectifs solides de qualité et de « pertinence ».

Depuis plusieurs années, l'hôpital est soumis à une rude contrainte. Il réalise des progrès de productivité très sensibles. Mais les gains de productivité ne sont pas infinis. Il y a un moment où trop de productivité nuit à la qualité, quand cette productivité ne se fonde pas sur des progrès techniques tels qu'ils peuvent générer de la productivité sans que cela soit au détriment de la qualité des soins. Si on demande à un médecin de suivre plus de malades, à un moment il suivra moins bien ses malades, sauf s'il dispose d'un traitement ou d'un outil de prévention nouveaux, de telle sorte que ses patients puissent avoir une meilleure santé avec moins d'efforts à fournir pour chacun d'entre eux. En considérant cette limite : le soin ne se cantonne pas aux actes, il requiert aussi de l'attention personnelle.

Pour les hôpitaux, a-t-on atteint le point où les efforts se traduisent par une dégradation des soins ? C'est à ce sujet que nous avons, sinon un dialogue de sourds, du moins une juxtaposition de deux discours.

Pour les uns, ceux qui travaillent dans les hôpitaux, la situation est de pire en pire, la pression de plus en plus forte, la dégradation des soins tangible, la course contre le temps impitoyable. Pour les autres, ceux qui tiennent les budgets, scrutent les statistiques, le budget de la santé augmente chaque année, la part consacrée aux dépenses de santé est en France parmi les plus élevées au monde, les poches d'inefficacité demeurent, les rentes existent.

Sortir du dialogue de sourds, avant d'avoir clairement dépassé le point d'inflexion où la qualité des soins se dégrade, impose de pouvoir mettre « quelque chose » en face de l'impératif budgétaire. Si l'on veut éviter que la pression budgétaire ne l'emporte sur l'impératif de qualité, il faut que cette qualité soit mesurée, qu'il y ait la même force de l'autre côté de la balance.

Aujourd'hui, le jeu est déséquilibré. Les dépenses se mesurent précisément, s'objectivent, se déclinent hôpital par hôpital, poste de coûts par poste de coûts, région par région. Il est difficile de contester la force des chiffres, les montants en euros. C'est comme la température : on peut penser qu'on a plus ou moins de fièvre, on ne conteste pas le 38°9 inscrit sur le thermomètre. On peut se demander si on souffre ou non d'hypertension, une fois que le tensiomètre a rendu son verdict, on s'y range.

D'un côté, il y a le montant des dépenses, du budget, le niveau des tarifs. De l'autre, il y a une qualité des soins, difficile à mesurer, d'établir si elle se dégrade ou non, d'une manière complète et exhaustive. Du coup, aucun véritable arbitrage ne peut être rendu. Quand le Parlement vote le budget de la santé et qu'il limite la progression de la dépense à + 1,75 % ou + 2 %, il ne sait pas dire s'il y aura un impact ou non sur la qualité des soins. Il sait dire ce qui peut changer, en termes de coûts, d'une année à l'autre. Que l'année qui vient verra l'arrivée d'un nouveau médicament qui entraînera 1 milliard de dépenses supplémentaires, une revalorisation des honoraires ou du point de la fonction publique qui aura un impact facilement chiffrable en milliards : il pourra donc savoir si ce pourcentage accordé couvre ou non (en général non) les augmentations de dépenses qui en découleront inéluctablement. Mais il ne saura pas dire si la tendance générale est à l'amélioration ou la dégradation de la qualité des soins. Il ne saura pas dire si la coupe est déjà pleine et si la goutte d'eau supplémentaire la fera déborder.

Il se distingue donc de l'acte classique de fixation des prix : lorsqu'on fait ses courses, on peut arbitrer entre payer moins cher pour de la nourriture industrielle ou payer davantage pour un produit de qualité, issu de l'agriculture biologique, par exemple. Quand on achète une voiture, on fait un arbitrage entre le budget que l'on y consacre et les performances du véhicule, telles qu'elles sont décrites par le constructeur, analysées par les revues, reportées par les utilisateurs. Rien de tel pour le budget de la santé.

Il manque donc cruellement cet autre plateau de la balance, celui qui déterminerait la qualité ou la « valeur de soins », d'une manière aussi incontestable, aussi mathématique, aussi étayée, aussi argumentée que la dépense qui l'accompagne.

Définir cette prise de mesure de la qualité n'est pas facile. Elle est le fruit d'un ensemble d'autres mesures qui ont fait l'objet, à l'échelle internationale, d'innombrables travaux sophistiqués publiés dans les revues médicales depuis une dizaine d'années et qui nourrissent une doctrine du « *value-based care* », le soin fondé sur la valeur produite.

Ces nouveaux indicateurs peuvent inclure des statistiques sur la mortalité, la morbidité, le nombre de réadmissions dans un hôpital, la survenue de maladies nosocomiales, la durée de survie après un traitement. Mais ils doivent inclure aussi le ressenti des patients et celui des soignants : il existe un lien indéniable, même si la nature de ce lien est complexe à décrire, entre le ressenti des professionnels par rapport à leurs conditions de travail et la qualité de ce travail. Lorsqu'on ressent en permanence la pression, la contrainte, on ne peut fournir des soins de qualité.

Peu de pays mesurent cela. La France est particulièrement frileuse pour le faire. Les réticences sont fortes parmi les professionnels, qui pensent que leur activité peu standardisée ne se prête pas à des mesures statistiques froides. Ils craignent d'afficher des indicateurs, comme la mortalité par hôpital, par service ou même par chirurgien, de peur que ces données ne soient surinterprétées et prétexte à pénaliser, voire à exclure, ceux qui auraient les moins bons résultats affichés, alors qu'ils savent que la comparaison est complexe : comparer le taux de mortalité de deux services de chirurgie digestive, si l'un s'occupe de manière prédominante de banales appendicites et l'autre de pathologies cancéreuses délicates, ne rimerait à rien ou conduirait à des conclusions totalement faussées.

Ils ont raison sur les difficultés de trouver les bons indicateurs. Ils ont tort de penser la tâche impossible. Car ils se privent d'un argument de poids et se livrent pieds et poings liés au diktat budgétaire.

Il n'existe pas de mode idéal d'allocation des ressources. Qu'on adopte un mode de calcul ou un autre, il s'agira toujours de répartir des moyens entre des hôpitaux, des professionnels, des médicaments. Ce n'est jamais le niveau de dépenses ou la force de la contrainte qui définira le bon niveau de qualité des soins. Cette qualité doit se mesurer par elle-même, de manière aussi sophistiquée que l'impose le sujet, mais de manière aussi claire que nécessaire pour faire face à des données budgétaires.

C'est le grand défi. C'est celui que l'on retrouve dans le plus récent rapport officiel sur la question du financement des hôpitaux. Ce rapport réalisé par le député Olivier Véran, comme une réponse au ras-le-bol des acteurs hospitaliers face à la « T2A », la tarification à l'activité.

C'est un défi que je souhaiterais faire relever par l'AP-HP : apporter les mesures de la qualité des soins dans l'ensemble de nos six cent cinquante services médicaux. Ne pas se contenter de la réputation, du bouche-à-oreille, de bribes de résultats. Ces données sont certes parfois pertinentes. Les bonnes réputations ne sont, dans la plupart des cas, pas usurpées. Les mauvaises réputations ne sont pas toujours volées. Mais on ne peut se contenter de raisonner par ouï-dire. Un ouï-dire qui est le fruit de beaucoup de facteurs : un service qui voit beaucoup de malades, auquel les médecins de ville s'adressent souvent, a une présomption de qualité par rapport à un service moins demandé. Tous ces éléments permettent, au doigt mouillé, d'établir une sorte de hiérarchie entre les services, mais ils ne permettent pas de déterminer si, globalement et service par service, la qualité s'améliore ou se détériore.

Cela signifie lever un certain nombre de tabous. Mettre les bonnes sondes pour mesurer aux bons endroits. Accepter d'aller regarder les taux de mortalité. Pouvoir connaître, dans un service donné, la proportion des patients qui doivent être réadmis à l'hôpital dans le mois.

Attention, même ces indicateurs ont leurs effets pervers. Les Américains ont alloué les budgets des hôpitaux en fonction du taux de réadmission dans le mois qui suit une sortie d'hospitalisation. Exactement dans cet esprit-là.

Ils en sont revenus aujourd'hui, car, lorsqu'un indicateur donné est utilisé pour répartir des ressources, s'élaborent rapidement et intelligemment des stratégies de contournement. Il ne faut donc pas allouer l'argent en fonction des résultats : il faut mettre en balance d'un côté le montant des dépenses, de l'autre les résultats qualitatifs produits.

C'est le grand chantier que nous avons devant nous. Un chantier techniquement, sociologiquement, politiquement délicat. Mais un chantier indispensable pour éviter qu'on ne franchisse sans nous en apercevoir ce point où la qualité se dégrade parce que la pression financière aura été trop forte et, par ailleurs, mal répartie.

La deuxième grande évolution du système de financement est celle qui doit permettre de créer plus de coopération, moins de concurrence. Avec le financement à l'activité pour les hôpitaux, à l'acte pour les professionnels de ville, le système favorise la concurrence entre les acteurs. Chacun a intérêt à engranger le plus de recettes possible, de son côté. Cela va à l'encontre de ce qui est souhaitable pour le malade : être pris en charge de manière coordonnée. Si l'hôpital a intérêt à l'hospitaliser, alors que tel n'est pas l'intérêt du malade, à faire tourner à plein son plateau de consultations, comme un concurrent des médecins de ville qui consultent, alors le système coûte plus cher et le malade est moins bien pris en charge.

Il est plus facile de rémunérer chaque acteur en fonction de la « fraction de soins » qu'il apporte au malade que de répartir une somme entre plusieurs acteurs. C'est pourtant ce qu'il sera nécessaire d'imaginer pour que la notion de « parcours de soin » devienne une réalité et non un simple vœu pieux. Avec la mesure de la qualité, c'est donc le deuxième grand enjeu d'un autre mode de financement de notre système de santé.

Descendre à un étage

En cette mi-août 2017, Richard Master cherche à me rencontrer. Vous ne connaissez pas Richard Master. Moi non plus, j'ignorais son existence, jusqu'à ce mail sibyllin mais comminatoire de Victor Rodwin : « Vois Richard Master, qui est à Paris ces jours-ci. Vous aurez beaucoup de choses à vous dire. » Victor Rodwin, je le connais : il est professeur de santé publique à New York et il a souvent de bonnes idées. Il connaît aussi bien le système de santé français que le système américain. J'ai donc accepté de le voir un 15 août et j'ai d'abord regardé de qui il s'agissait. Richard Master est un petit industriel américain. Il fabrique et vend des cadres pour des photos et des affiches, et des miroirs. Il est même le leader sur son marché aux États-Unis. Son entreprise se situe dans l'État de

Pennsylvanie, entre New York et Philadelphie, dans la petite ville d'Easton. Je ne suis pas spécialiste des cadres et des miroirs et je ne m'apprête pas à devenir importateur de ces objets en France. Je signale donc à Victor que je ne suis peut-être pas « *the right man* » à qui rendre visite. Victor me dit : « Fais-moi confiance et regarde le film qu'il a réalisé dont je t'envoie le lien. »

Le film s'appelle *Fix it*. En d'autres termes : « Réparons-le. » Mais il ne s'agit pas d'un manuel de réparation des encadrements des affiches ou des miroirs, mais d'un film consacré aux défauts du système de santé américain. Et un efficace plaidoyer pour un « *single payer* ».

Dans ce film, Richard Master part très concrètement de la situation de ses propres employés et de leurs difficultés à se faire soigner et à s'offrir les assurances permettant une couverture maladie convenable. Lui-même a fait le choix de payer, pour ces salariés, les milliers de dollars de « reste à charge » que laissent à leurs comptes les assureurs privés. Il s'est intéressé au système de santé en voyant les difficultés de ses salariés et en regardant ses propres coûts d'employeur. Alors qu'il y a une forte concurrence sur les cadres et les miroirs, notamment avec les entreprises canadiennes, il a étudié comment abaisser ses coûts. Mais, parmi tous les coûts de production, il y en a un qui augmente plus vite que les autres et sur lequel il n'a pas prise : c'est le poste de dépenses pour les assurances santé de ses employés. Il s'est donc mis à étudier le système de santé américain de près et s'est convaincu qu'il fallait le réformer profondément, en allant bien plus loin que l'Obama Care, pour adopter un système à payeur unique, en d'autres termes une « assurance-maladie nationale ».

Cela me rajeunit. Il se trouve qu'il y a près de trente ans, en 1988, je fus envoyé par l'ENA faire un stage en entreprise aux États-Unis, à Washington, dans le bureau de lobbying de Chrysler, la troisième entreprise automobile américaine. C'était la première fois que ces Américains recevaient un stagiaire de l'ENA. Ils n'avaient aucune idée de ce qu'était cette école, qui n'a bien entendu pas d'équivalent aux États-Unis, et s'étaient demandé ce qu'ils pourraient me faire faire en voyant le CV d'un jeune Français qui avait fait cinq années d'études de médecine, un peu de biologie et appartenait à une école d'administration. Or il se trouvait que le grand patron de Chrysler était une figure légendaire. Lee Iacocca était devenu célèbre pour avoir sauvé Chrysler de la faillite en apparaissant lui-même dans les publicités pour ses voitures à la télévision, mais aussi en obtenant de Ronald Reagan, le président de l'époque, un immense chèque du Trésor américain qu'il avait remboursé après avoir redressé l'entreprise. Il était à l'époque aussi connu que le sont aujourd'hui Bill Gates ou Jeff Bezos. Son autobiographie s'était vendue à 7 millions d'exemplaires, presque autant qu'un tome de Harry Potter !

Lee, comme on l'appelait, était arrivé, trente ans auparavant, au même constat que Richard Master. Quand il voulait abaisser les coûts de production de ses voitures, pour rivaliser avec les Japonais, grande menace à l'époque, il se heurtait à un obstacle : les coûts de santé. Il voulait avoir les arguments qui lui permettraient de convaincre le prochain président des États-Unis – nous étions à quelques mois des élections – de réformer le système de santé. Il m'envoya donc, en me donnant carte blanche et une carte de crédit, constater comment cela se passait dans les autres pays et comparer les coûts de santé supportés par ses concurrents. Le résultat était clair : dans un pays sans Sécurité sociale, pour chaque voiture fabriquée, le producteur dépensait beaucoup plus d'argent aux États-Unis qu'au Japon, en Allemagne, en France ou en Angleterre. Pour deux raisons : d'une part, les coûts de santé étaient bien plus élevés et, d'autre part, ils étaient mal répartis. L'assurance n'était pas obligatoire, mais les grandes entreprises, soumises à la concurrence internationale, se sentaient tenues d'offrir des assurances assez complètes pour garder les bons employés et la plus grande partie des coûts reposait donc sur elles. C'est ainsi que, davantage que les arguments sociaux, ce sont les arguments économiques développés par les grands patrons qui convainquirent le président Clinton, quatre ans plus tard, de porter une réforme de santé avec le projet de création d'une assurance-maladie, qu'il confia à la première dame, Hillary. Mais ce projet fut refusé par le Sénat. Pourquoi ? Parce que deux grandes industries n'avaient pas intérêt à cette réforme : les compagnies d'assurances et les laboratoires pharmaceutiques, et qu'elles figuraient parmi les plus gros financeurs des campagnes électorales des sénateurs américains. Conflits d'intérêts déjà, encore et toujours.

Trente ans après. Richard Master n'est pas aussi célèbre que Lee Iacocca, mais il reprend le flambeau. Dans un contexte qui n'est pas plus facile : en six mois de mandat, Donald Trump a fait trois tentatives d'abrogation de la timide réforme mise en œuvre par son prédécesseur, Barack Obama, pour étendre la couverture maladie à celles et ceux qui n'ont pas d'assurance. Richard Master a décortiqué les coûts de santé et mis en évidence les frais astronomiques de gestion des différentes assurances. Plus de

240 milliards de dollars, uniquement pour les coûts de gestion, avec de multiples compagnies d'assurances qui dépensent des dizaines de milliards en publicité pour attirer des clients, dépenses qu'ils répercutent sur les primes d'assurance. Il est convaincu qu'il faut donc un « *single payer* », un payeur unique. S'il voulait me voir, c'est pour montrer, dans son prochain film, comment cela se passe dans un pays comme la France où les coûts de santé sont plus faibles. J'aurais bien aimé lui dire que nous avions un « *single payer* » et que nous économisions tous ces coûts de gestion. Malheureusement, cela n'aurait pas été la stricte vérité.

Quelques mois auparavant, le 15 janvier 2017, avec mon ami et complice Didier Tabuteau, responsable de la chaire santé à Sciences Po, nous avions semé le trouble en pleine campagne électorale via une tribune publiée dans *Le Monde* sous le titre « Créons une assurance-maladie universelle. » Notre thèse était simple. En France, nous avons la chance d'avoir une assurance-maladie qui couvre l'ensemble de la population, mais pas l'ensemble des dépenses. Une assurance-maladie qui ne se suffit pas à elle-même, puisqu'elle représente les trois quarts des dépenses de santé. Du coup, l'immense majorité de la population, environ 95 %, souscrit une assurance complémentaire, qui prend en charge environ 15 % des dépenses de santé. Jusqu'à récemment, cette assurance complémentaire était facultative. Depuis 2013, les employeurs sont obligés d'en fournir une à leurs salariés. Ces assurances complémentaires forment le deuxième étage de l'assurance-maladie. Le premier étage, c'est l'assurance-maladie obligatoire, gérée par un seul organisme. Le deuxième étage relève de plusieurs centaines d'organismes – les mutuelles, les assurances privées, certaines à but non lucratif, d'autres à but lucratif – qui sont en concurrence entre eux. D'un côté, un seul organisme pour trois quarts des dépenses. De l'autre, environ cinq cents organismes qui se partagent 15 % des dépenses.

Ce que nous relevions, c'est que ce système génère des coûts importants : pour gérer trois quarts des remboursements, notre Sécu dépense 6 milliards d'euros. Pour gérer 14 % des remboursements, l'ensemble des assurances complémentaires dépense… la même somme, soit 6 milliards d'euros financés par les cotisants. Il faut dire qu'avec ce système le travail administratif est fait deux fois : la même feuille de soins passe d'abord entre les mains de la Sécu pour y être traitée, puis est retraitée pour le complément de remboursement par les services de gestion des mutuelles ou assurances.

Outre ces coûts directs, il existe des coûts indirects, difficilement chiffrables mais très importants. Ainsi, si le tiers payant fut si complexe à mettre en œuvre, c'est précisément parce qu'il est compliqué pour le médecin de se renseigner, chaque fois, sur l'assurance complémentaire de son patient et de faire un travail administratif qui ne devrait pas lui revenir. S'il n'existait qu'un seul payeur, la mise en œuvre du tiers payant serait simplissime. De même, dans nos hôpitaux, nous sommes obligés de vérifier, patient par patient, les droits que leur ouvre leur couverture complémentaire, ce qui requiert un travail administratif considérable et qui est à l'origine de difficultés de paiement presque insolubles aux coûts onéreux.

Notre suggestion était simple : fusionnons les deux étages. Économisons 6 milliards de frais de gestion. Réinjectons ces 6 milliards pour les consacrer à des dépenses de santé utiles : augmenter les salaires des infirmières, par exemple, ou apporter davantage d'innovations dans notre système de soins. Bref, faisons le dernier pas vers le « *single payer* », un pas beaucoup plus facile à franchir en France qu'aux États-Unis.

Pourquoi le faire maintenant et pas plus tôt ? Jusqu'à récemment, seule une partie de la population était couverte par une assurance-maladie complémentaire. Aujourd'hui, c'est la quasi-totalité de la population qui cotise pour le deuxième étage. En énonçant cette proposition, nous ne remettions pas en cause l'immense service rendu à la population par les mutuelles pendant plus d'un siècle. D'abord, en comblant l'absence d'assurance sociale avant-guerre, ensuite en complétant les manques après la création de la Sécurité sociale. Nous ne nions pas plus l'esprit mutualiste, tout à fait sympathique : la gestion par les assurés eux-mêmes est un bon principe et les mutuelles ont été l'un des fers de lance du monde non lucratif, qui fait l'une des forces de notre pays, avec la richesse du tissu associatif. Ce n'est pas ce passé ni cet esprit que nous attaquions. Nous prenions acte d'une situation nouvelle qui appelait des solutions nouvelles.

Il ne s'agit pas non plus de mettre moins de concurrence et de rendre l'assurance-maladie monopolistique, alors qu'elle ne l'aurait pas été jusqu'à présent : les couvertures complémentaires ne sont pas en concurrence avec l'assurance-maladie, elles sont juste en concurrence entre elles. Une concurrence assez faussée. Il est particulièrement compliqué de comparer les prestations de deux mutuelles et de faire un choix éclairé. En revanche, cette concurrence coûte cher : les assurances complémentaires dépensent plus de 2 milliards d'euros, uniquement pour faire de la publicité et du marketing. D'ailleurs, un jour que j'étais invité à France Inter pour défendre ce projet et noter un large soutien des auditeurs qui appelaient à l'émission « Le téléphone sonne », la directrice de l'antenne m'a fait remarquer, ironiquement me semble-t-il, qu'elle se tirait une balle dans le pied en me laissant le micro, car les assurances sont les premiers annonceurs à la radio ! Ce sont ces milliards que l'on pourrait économiser. L'assurance-maladie universelle n'a pas besoin de dépenser un centime pour faire de la publicité !

Fusionner les deux étages, c'est également introduire plus de justice sociale : les tarifications des assurances complémentaires ne sont pas, comme l'assurance-maladie, fonction du revenu. Les cotisations ne dépendent pas du revenu – riches et pauvres payent le même tarif –, mais de l'âge : les personnes âgées dépensant plus pour leur santé, elles sont soumises à une cotisation plus élevée. C'est d'ailleurs le drame du passage à la retraite : les revenus diminuent et les coûts d'assurance santé bondissent.

Après cette tribune, les mutuelles sont montées à l'assaut. Pour montrer l'inanité de notre proposition, elles ont utilisé des arguments que nul n'a réussi à m'expliquer. D'abord, elles n'ont pas contesté les faits : les coûts de gestion des assurances complémentaires, d'environ 20 %

en moyenne des cotisations collectées, contre moins de 3 % pour l'assurance-maladie. C'est-à-dire que, chaque fois qu'on cotise 100 euros à une assurance complémentaire, 20 euros affèrent aux frais de gestion. Il faut avoir en tête que la Cour des comptes, quand elle contrôle des associations faisant appel à la générosité publique, tique lorsque la part des dons consacrée à la gestion dépasse 15 %, alors que ces associations sont bien obligées d'aller solliciter des donateurs. Mais elles ont prétendu que la disparition des assurances complémentaires priverait l'État de 5 milliards d'impôts. J'ai cherché d'où venait ce montant, j'ai interrogé ceux qui utilisaient cet argument et j'attends toujours la réponse. L'argument est bien entendu farfelu. Le deuxième argument est que nous rayerions d'un trait de plume, par notre proposition, 80 000 emplois. Or c'est le nombre total d'emplois incluant toutes les personnes qui travaillent dans des organismes de soins ou médico-sociaux gérés par ces mutuelles. Nos intentions ne sont pas de fermer ces établissements très utiles. Au contraire, nous proposions que les mutuelles développent l'offre de soins en se mettant à gérer des maisons de santé et des centres de santé, bien utiles et ayant besoin de porteurs aux reins solides pour se développer.

La véritable difficulté de notre proposition réside dans la prise en compte des dépassements, et particulièrement des dépassements d'honoraires. Sur les 2 milliards de dépassements d'honoraires – notamment ceux des médecins en secteur II –, une part importante est couverte par les assurances complémentaires. Par exemple, lorsqu'une clinique facture au patient, en moyenne, 600 euros pour une opération de la cataracte, l'assurance-maladie rembourse aujourd'hui 271 euros et les assurances complémentaires prennent en charge 170 euros. Il n'est pas imaginable qu'une assurance-maladie universelle rembourse dans les mêmes conditions les dépassements d'honoraires. Cela viderait de leur sens les tarifs que l'assurance-maladie négocie avec les représentants des professionnels si elle leur permettait, sans aucune conséquence, de s'en affranchir. Nous proposions, plutôt que des dépassements d'honoraires, de consacrer la même somme à revaloriser les honoraires, ce qui pourrait même être fait de manière différentielle selon des critères géographiques : pour un médecin, les coûts sont plus élevés à Paris, et quelques autres métropoles comme Nice ou Lyon, que sur d'autres territoires. Ce problème des dépassements d'honoraires est délicat, nous en convenons. Mais il est un peu absurde de maintenir le double étage, simplement parce que, parmi les 200 milliards des dépenses de santé, 2 concernent les dépassements d'honoraires !

Nous ne nous attendions pas à un accueil enthousiaste de la part des organismes pour lesquels nous proposions, sinon la suppression, du moins une réorientation radicale. Nous savions également quel était leur pouvoir d'influence.

C'est précisément pour cela que nous suggérions que cette transformation se fasse par référendum et que l'on propose aux Français le choix entre un et deux étages. Peut-être qu'un jour, c'est un référendum d'initiative populaire qui remettra d'actualité cette proposition et permettra d'en débattre largement.

Dialogue social et 35 heures

Je n'avais pas en tête de traiter la question du temps de travail au moment où j'ai pris mes fonctions. Je savais que les 35 heures n'avaient jamais été vraiment digérées dans les hôpitaux et j'avais bien à l'esprit la manière dont elles avaient été introduites. Au moment des lois sur les 35 heures, en 1997 puis en 2000, seul le secteur privé était concerné. Il y avait même eu des déclarations au plus haut niveau du gouvernement pour indiquer que la réduction du temps de travail n'avait pas vocation à concerner le secteur public. Je suivais cela de près à l'époque, comme directeur de cabinet de Bernard Kouchner, secrétaire d'État à la Santé et, à ce titre, conseiller auprès de Martine Aubry, ministre à laquelle le secrétaire d'État était rattaché. Le directeur des hôpitaux, Édouard Couty, était venu nous proposer d'augmenter les recrutements dans les écoles d'infirmières. Je me souviens parfaitement de sa note : tôt ou tard, il serait impossible de résister à la pression pour l'application des 35 heures dans les hôpitaux. Or il faut trois ans pour former des infirmières. Les 35 heures nécessiteraient des embauches. Si on ne s'y préparait pas maintenant, on irait à la catastrophe. Il fallait donc augmenter les « quotas » à l'entrée des écoles. Nous avions soutenu cette proposition. Mais l'arbitrage rendu fut négatif : « Non, les 35 heures ne s'appliqueront pas. On ne bouge pas le niveau des recrutements. » Deux ans plus tard, après avoir gagné un peu de temps, le gouvernement décidait d'appliquer les 35 heures dans l'ensemble du secteur public. Martine Aubry quittait le gouvernement et laissait le soin à celle qui lui succédait, Élisabeth Guigou, de mettre en œuvre cette réforme. Le passage aux 35 heures ne s'effectua pas dans les meilleures conditions. Tant parce qu'il n'y avait pas assez de personnels formés sur le marché que pour des raisons budgétaires, on ne fit pas les recrutements qui auraient mécaniquement découlé de la réduction du temps de travail : 10 % d'heures en moins, cela aurait imposé 10 % d'effectifs en plus dans les hôpitaux, soit environ 100 000 emplois supplémentaires, près de 10 000 pour la seule Assistance publique. En réalité, il y a eu, sur un espace de deux ou trois ans, environ 4 000 recrutements. Et depuis une tension qui n'a jamais été résolue. Nous nous trouvions, plus de dix ans après, avec une situation qui n'est pas satisfaisante.

Quand je suis nommé à l'AP-HP, non seulement le climat n'est pas à la création d'emplois… mais plutôt à la suppression. Les hôpitaux sont supervisés par une agence régionale de santé qui assure leur tutelle. Il en va pour l'AP-HP comme pour tous les hôpitaux. L'agence régionale de santé d'Île-de-France exerce sa tutelle sur l'AP-HP. Son directeur général est, alors, Claude Évin, que je connais de longue date, comme ministre, puis comme député. Nous avons plaisir à nous retrouver, nos relations de travail nous conduisant à nous voir et nous appeler souvent. Claude Évin ne manque pas une occasion de me dire, mi-plaisantin, mi-sérieux : « Quand me rends-tu les 4 000 emplois que tu dois supprimer ? » Son calcul est simple. Quand on ne fait rien de spécial, c'est-à-dire qu'on conserve les mêmes effectifs, la masse salariale augmente spontanément ; sous les effets de l'ancienneté, de promotions, de quelques revalorisations salariales ou de mesures qui rendent le coût du travail un peu plus cher. Cette augmentation spontanée est d'environ 2,5 % par an. Or les budgets des hôpitaux progressent moins vite que cette évolution « naturelle ». Ils augmentent plutôt de 1 ou 1,5 % par an. Un écart de 1 % dans un établissement comme le nôtre, qui emploie 100 000 personnes, équivaut à 1 000 postes chaque année qu'il faudrait supprimer pour que la masse salariale n'augmente pas plus vite que le budget. Nous devons en présenter un sur cinq ans ; dès lors, on atteint vite les 4 000 postes dont Claude Évin me demande la tête !

Je ne souhaite pas « rendre » ces emplois. Je ne pense pas bon qu'il y ait moins d'infirmières, moins d'aides-soignantes, moins de médecins, bref, moins de blouses blanches auprès des malades, pour plusieurs raisons. La première, c'est que je trouverais paradoxal, alors que la demande des équipes soignantes, des médecins et des patients est d'obtenir « plus de personnel », de répondre par des suppressions d'emplois. La seconde, c'est que je trouve que, en tant que premier employeur d'Île-de-France, nous avons une vraie responsabilité sociale. Oui, nous faisons vivre de nombreuses familles, car nous sommes un employeur important. Le chômage est élevé, la vie est difficile : devons-nous faire en sorte que 4 000 familles rencontrent davantage de difficultés ? Certes, réduire les emplois à l'AP-HP ne revient pas à créer autant de chômeurs. On peut penser que d'autres établissements recruteront, mais, pour autant, j'ai toujours considéré que la suppression d'emplois devait être la dernière mesure à laquelle recourir et celle qu'on doit éviter autant que possible. Même autant qu'impossible.

Me voilà confronté à une équation compliquée... Il n'est pas possible de solliciter plus d'argent, contrairement à ce que me suggèrent les syndicats : « Défendez l'AP-HP ! Utilisez votre notoriété ! Demandez de l'argent pour 5 000 ou 10 000 postes supplémentaires. » Admettons que je tente ma chance. Quelle serait la première réaction du gouvernement ? Pourquoi ajouter de l'argent à l'AP-HP et pas aux autres hôpitaux ? Il faudrait montrer que notre situation de départ est de loin plus défavorable que celle d'autres hôpitaux universitaires ou d'autres hôpitaux en France. Or ce n'est pas démontrable. Et si l'on regarde nos taux de personnel par lit ou par malade, nous ne sommes pas moins bien « dotés » que les autres. On aurait plutôt tendance à l'être... un peu plus. Bref, tendre la sébile ne serait pas la bonne solution.

J'ai donc très rapidement pris une orientation, privilégié une option sur toutes les autres. Puisqu'il faut bien respecter les budgets qui nous seraient alloués, c'est-à-dire la « trajectoire financière » découlant des choix du Parlement et du gouvernement qui fixent chaque année l'évolution de l'enveloppe consacrée aux soins en général, aux hôpitaux en particulier, trouvons une manière de le faire sans réduire l'emploi au service direct des malades... Dans ce cas, la seule solution consiste à trouver d'autres modes d'organisation du travail plus « économes », plus adaptées. Et, pour cela, il n'y a pas mille solutions : il y a l'organisation des 35 heures.

Celle-ci est plus compliquée à l'hôpital que dans la plupart des entreprises ou des administrations. Pour plusieurs raisons simples à comprendre. La première, c'est que l'hôpital doit s'organiser – au moins une grande partie de ses activités –, pour fonctionner vingt-quatre heures sur vingt-quatre. Nous ne suivons pas le modèle d'une administration qui, à l'époque des 40 heures, affichait huit heures d'ouverture cinq jours par semaine et qui, sous l'empire des 35 heures, ouvre sept heures par jour sans déranger grand monde. Assurer vingt-quatre heures nécessite plusieurs équipes, en général trois : l'une fait la nuit, une autre la matinée et la troisième l'après-midi. Mais ces équipes ont besoin d'une période de chevauchement pour assurer les transmissions. Toute la question est de savoir comment répartir les équipes dans ce cycle. Parfois, certains hôpitaux ou services fonctionnent avec deux équipes, qui travaillent chacune douze heures d'affilée. Ce rythme est, en général, apprécié des personnels – qui peuvent faire en trois jours leur obligation hebdomadaire –, mais dénoncé par les syndicats – qui considèrent qu'il est impossible d'accorder douze vraies heures de repos entre deux prises de poste – et regardé avec une certaine méfiance par l'administration, avec des craintes sur la fatigue des équipes pendant les dernières heures du cycle.

Le nombre d'heures accompli dans la journée détermine le nombre de journées de récupération octroyées, c'est-à-dire le nombre de « RTT ». Quand on travaille 7 heures par jour, cela fait 35 heures par semaine, et cela n'ouvre pas le droit à des RTT. Quand on travaille, en revanche, 7 h 30 heures par jour, cela conduit à faire 37 h 30 par semaine et à accumuler du temps transformable en RTT, en l'occurrence quinze jours de RTT dans l'année.

D'où cette bataille, qui pouvait sembler incompréhensible, de blouses blanches manifestant sous le slogan « Hirsch veut nous enlever 6 minutes par jour ». À l'AP-HP, beaucoup d'agents travaillent, depuis 2003, 7 h 36 par jour, ce qui génère dix-huit jours de RTT. Passer la durée de travail à 7 h 30 fait « économiser » trois jours de RTT par agent. Si cela concerne 50 000 agents, cela revient à ajouter

150 000 journées de travail, soit l'équivalent de 700 postes à plein-temps supplémentaire... sans dépense supplémentaire. L'enjeu de six minutes par jour et par personne à l'échelle de l'AP-HP est donc considérable.

Il ne s'agit pas de pinaillage. Qu'entendions-nous du côté des agents et de leurs représentants ? Que chaque journée de récupération était utile pour un travail très exigeant et que le mot « récupération » n'est pas un vain mot. Et que les six minutes ne sont pas des minutes perdues, parce qu'elles sont consacrées aux transmissions. De notre côté, nous faisions valoir que la plupart des hôpitaux avaient adopté un rythme de travail de 7 h 30 sans pour autant sacrifier ni la qualité des transmissions ni la qualité de vie des agents.

Au printemps 2015, après l'avoir annoncé quelques mois plus tôt dans un discours de vœux, nous avons remis en cause le protocole de 2003 pour mettre à plat les horaires de travail. Un long document a été donné aux organisations syndicales montrant les effets de l'organisation en place et les gains possibles d'autres schémas horaires. Cela a aussitôt déclenché un mouvement social d'ampleur. Tous les syndicats ont quitté la salle et lancé un appel à la grève. L'AP-HP a connu la grève la plus suivie de son histoire avec environ 30 % de grévistes, ce qui est énorme. Pendant trois mois, nous avons essayé de renouer les fils du dialogue, en vain. Toutes les trois semaines, une nouvelle grève montrait une mobilisation, certes décroissante, mais importante au regard des conflits sociaux précédents.

Quelque temps auparavant, nous avions signé un protocole de dialogue social, une première à l'AP-HP, que les principaux syndicats avaient ratifié. Nous pensions que, même sur un sujet sensible, cela nous permettrait de discuter avant d'entériner d'éventuels désaccords. Pas de rentrer directement en conflit avant même d'avoir discuté.

Nous avons proposé aux organisations syndicales d'organiser des études de terrain pour évaluer les problèmes concrets des équipes et voir quelles seraient les conséquences réelles de nouveaux horaires. Nous nous sommes vu opposer un refus, ce qui ne nous empêcha pas d'aller nous-mêmes, très fréquemment, sur le terrain, discuter avec les équipes.

La première chose frappante fut de rencontrer des personnels qui aimaient leur métier, mais qui souhaitaient passer le moins de jours possible à l'hôpital. Cette contradiction apparente avait une explication : les temps de transport sont particulièrement longs en région parisienne. Difficile ou impossible de se loger à Paris avec un salaire d'aide-soignante ou d'infirmière. Au temps de travail de la journée s'ajoutent donc deux à trois heures de transport quotidien. Une journée de travail en plus représente donc dix heures supplémentaires. D'où l'attachement aux journées de repos, où l'on se repose à la fois du travail et des transports. D'où aussi l'attrait pour les rythmes de douze heures qui réduisent considérablement le nombre de jours de présence à l'hôpital et, partant, le temps de trajet.

La deuxième chose, c'est le sentiment d'iniquité. Il trouve son origine dans le fait que celles et ceux, nombreux, qui ont une conscience professionnelle aiguë, ne comptent pas leurs minutes, les débordements d'horaires qui leur permettent de bien finir leur travail, de transmettre correctement les consignes et qui ne sont pas comptabilisées ni payées en heures sup', éprouveraient le sentiment dominant que le nombre de jours de RTT allait diminuer, mais pas la durée réelle de la journée. Qu'il s'agisse de 7 h 36 ou 7 h 30, en tout état de cause, elles feraient un peu plus pour la même rémunération. En outre, en raison de l'instabilité des plannings, les agents étaient souvent rappelés pendant leur jour de congé pour combler une absence, répondre à un besoin urgent.

La troisième chose, c'est que la question des horaires faisait réémerger une foule de sujets de mécontentement, de difficultés et de contraintes diverses. En ouvrant ce dossier, nous avions donc ouvert la boîte de Pandore. Quant à notre argument principal, la préservation des emplois, il n'était pas audible. D'une part, cet engagement collectif valait peu face aux désagréments individuels. Ensuite, nous n'étions pas crus dans notre capacité à le tenir. On nous rétorquait : « Vous allez commencer par nous prendre nos RTT au motif que vous voulez sauver les emplois et, l'année suivante, c'est aux emplois que vous vous attaquerez et on aura perdu sur toute la ligne. »

La difficulté, c'est qu'à côté de l'engagement sur l'emploi, nous ne pouvions pas mettre grand-chose sur la table de négociation. Dans une entreprise classique, la discussion se noue sur les horaires et les rémunérations. À l'hôpital public, nous n'avons pas prise sur les rémunérations, qui dépendent de statuts nationaux. C'est donc une situation particulière et inconfortable. Nous avons essayé de proposer en contrepartie ce sur quoi nous pensions pouvoir agir. Tout d'abord, les possibilités de logement pour les personnels, en prévoyant d'augmenter le nombre de logements à disposition. Ensuite, l'engagement que les plannings des personnels soient plus stables. Notre calcul était que si, grâce à la réforme, nous récupérions des journées de travail supplémentaires, nous aurions moins souvent besoin de demander aux personnels de revenir du jour au lendemain pour combler une absence inopinée.

Après plusieurs mois de conflits, nous avons trouvé un compromis, que seule la CFDT a accepté, qui conduisait à supprimer des jours de récupération venant s'ajouter aux RTT liées aux rythmes de travail, à cesser des rythmes en 7 h 50, générateurs d'un nombre encore plus grand de jours de RTT, et à laisser le rythme en 7 h 30 sur une base volontaire, le tout conjugué avec d'autres mesures permettant d'assouplir les organisations de travail.

D'ailleurs, ces changements, dont il est beaucoup trop tôt pour juger des résultats, n'ont pas consisté à remettre en cause les 35 heures ; ils ont fait beaucoup de bruit mais s'inscrivent complètement dans le cadre légal des 35 heures.

Nous sommes revenus, en réalité, plus strictement à la vraie application des 35 heures en ôtant certaines particularités qui leur préexistaient, et qui avaient persisté au moment du passage au nouveau temps de travail : c'était le cas de la journée « Fête des mères » octroyée à toute femme ayant eu au moins un enfant, quel que soit l'âge de l'enfant. Cette journée de congé supplémentaire avait, en outre, un caractère illégal ou anticonstitutionnel : il n'est plus possible de laisser des régimes différents pour les femmes par rapport aux hommes. Certes, il y avait bien une demande syndicale pour étendre le principe à la Fête des Pères, mais personne n'y songeait sérieusement ! Nous l'avons donc supprimée. La deuxième chose à laquelle nous avons touché, ce sont les journées qui se surajoutaient aux journées de « RTT » ; par exemple, des journées forfaitaires qui allaient au-delà du calcul normal des journées de RTT liées aux 35 heures. Et puis nous avons modifié la durée des journées de travail pour qu'il y ait moins de recoupement entre les équipes, afin de gagner du temps et générer un peu moins de RTT.

Le gain attendu de cette réforme aboutit à moins de dépenses d'intérim, moins de dépenses de remplacement. Pour avoir un ordre de grandeur, nous dépensons 35 millions d'euros de dépense d'intérim et 130 millions d'euros par an de dépenses de remplacement. C'est sur ces deux postes que nous voulons faire des économies sans toucher à l'emploi permanent, c'est-à-dire aux effectifs de l'AP-HP.

La bataille s'est poursuivie devant les tribunaux, qui ont confirmé la légalité des décisions que j'avais prises, et ce nouveau cadre horaire s'applique désormais à l'ensemble de l'AP-HP. En 2016, nous avons maintenu le même nombre d'effectifs. Comme promis, nous avons « tenu » notre masse salariale, sans dépasser la limite fixée par la tutelle et sans suppression d'emplois.

Derrière l'enjeu du temps de travail se trouvait, à mes yeux, un autre enjeu : celui de la survie de l'AP-HP. Je n'ai pas usé de cet argument, qui aurait été perçu comme inutilement provocateur ou comme une sorte de chantage, mais il s'agit d'une conviction profonde. Finalement, ce que nous avons fait se limite à corriger une anomalie des années 2000 : aux difficultés générales des 35 heures, l'accord mis en place à l'AP-HP avait ajouté des difficultés intrinsèques. Ce que nous avons réalisé, sous le feu des projecteurs, de nombreux hôpitaux l'ont accompli de manière moins visible sur la place publique. Or la légitimité d'un établissement aussi gigantesque que l'AP-HP est souvent remise en question. Sa taille ne la rendrait-elle pas incapable de se transformer ? Si nous avions échoué là où de nombreux hôpitaux, y compris hospitalo-universitaires, avaient réussi, nous aurions de nouveau alimenté la thèse selon laquelle il serait nécessaire de couper l'AP-HP en plusieurs morceaux, chacun d'entre eux demeurant, d'ailleurs, plus grand que la plupart des autres CHU.

Mais, en 2016, si nous avons réglé des problèmes et évité des mesures plus pénalisantes, nous n'avons ni définitivement résolu les problèmes de l'AP-HP ni définitivement résolu les problèmes des personnels.

Le fond du problème réside-t-il dans les 35 heures ? En d'autres termes, comme certains le prétendent, faut-il supprimer les 35 heures pour sauver l'hôpital public ?

On l'entend souvent dans le débat politique. Mais il s'agit d'un sophisme. Les 35 heures ont désorganisé l'hôpital. Revenir aux 39 heures supprimerait la désorganisation ! Depuis quinze ans, l'hôpital s'est adapté ; penser qu'un article de loi permettrait de revenir à l'état antérieur serait une erreur de raisonnement qui pourrait être tragique. En plus, le passage aux 35 heures s'est accompagné d'un gel des rémunérations : on a donné du temps au personnel, qu'il a en grande partie payé en modération des salaires. Il n'est pas possible de lui reprendre du temps sans compensation salariale. Le retour aux 39 heures ne peut donc pas être réalisé comme une manière de gagner 10 % de travail gratuit !

Quand on considère d'ailleurs le temps de travail des infirmières dans d'autres pays, on ne trouve pas de différences fondamentales avec les horaires français et les 35 heures ne représentent pas une bizarrerie française. Penser que revenir aux 35 heures serait une nécessité pour « guérir » l'hôpital public est une fausse piste. Ce n'est pas parce que le passage à cette réforme a été mal préparé, mal mis en œuvre, mal digéré qu'un retour aux 39 heures améliorerait les choses.

Non, la vraie bizarrerie française ne réside pas dans le temps de travail des soignants, mais dans le niveau de salaires : les infirmières des hôpitaux français sont parmi les plus mal payées des pays de l'OCDE. Voilà, à mes yeux, l'un des problèmes fondamentaux.

L'OCDE a regardé, en 2013, dans les vingt-quatre pays qui appartiennent à cette organisation, comment se situait la rémunération des infirmiers à l'hôpital par rapport au salaire moyen. Le résultat est édifiant[1]. Dans quinze pays – dont les États-Unis, l'Allemagne, l'Italie et le Royaume-Uni –, le salaire des infirmiers hospitaliers est supérieur au salaire moyen du pays. Dans six pays, il se situe au niveau du salaire moyen. Et il reste trois pays où le salaire des infirmiers hospitaliers est inférieur au salaire moyen : la République Slovaque, la Hongrie et la France… Dans la hiérarchie des professions, l'infirmier arrive donc au-dessous

---

1. OCDE (2015) « Rémunération du personnel infirmier » dans *Panorama de la santé 2015 : les indicateurs de l'OCDE*, Éditions OCDE.

de la moyenne. On retrouve la même chose lorsque l'on compare, entre pays, le montant de la rémunération des infirmiers, en « parité de pouvoir d'achat ». La moyenne de l'OCDE est à 45 000 dollars par an. La France se situe encore dans les pays où le pouvoir d'achat des infirmiers est le plus faible, à 37 000 dollars, au même niveau que les infirmiers des hôpitaux turcs, et quasiment à celui des infirmiers d'hôpitaux grecs (36 000 dollars). Ce niveau est nettement plus faible que le revenu des infirmiers qui travaillent dans les hôpitaux britanniques, allemands ou espagnols (entre 48 000 et 50 000 dollars par an), sans parler du niveau bien plus élevé aux États-Unis (71 000 dollars).

La situation française s'est dégradée au cours des quinze dernières années, par rapport aux évolutions connues dans les autres pays. C'est en partie un effet des 35 heures. Pour que la facture des 35 heures ne soit pas trop lourde pour les établissements, les salaires ont stagné, comme si on avait échangé du temps contre de l'argent.

C'est probablement là que réside le malaise d'une telle réforme : d'un côté, on a octroyé des jours de repos supplémentaires, les fameuses « RTT » ; de l'autre, on n'a pas créé de postes supplémentaires à hauteur du temps de travail supprimé – même si des postes additionnels ont été créés, mais dans une proportion moindre que les 10 % de travail en moins – et on a maintenu les salaires à un niveau qui n'était déjà pas très élevé, comparativement à ce qui existait dans d'autres pays. Comme la charge de travail ne s'est pas allégée, les mêmes personnels soignants ont vu leur pression au travail augmenter sans compensation salariale.

Dans certains pays, les salaires des infirmiers publics varient selon leur lieu d'emploi et sont plus élevés dans les capitales où le coût de la vie est plus cher. Dans les hôpitaux londoniens, les personnels soignants sont mieux rémunérés d'environ 25 % par rapport au reste du pays. Ce n'est pas le cas à Paris.

Les salaires sont régis par les statuts nationaux : ils sont uniformes dans toute la France, dans tous les établissements, dans tous les services, pour toutes et pour tous. Les heures supplémentaires sont strictement contingentées. Le plafond en est vite atteint.

Un certain nombre de personnels soignants se trouvent donc face à une équation difficile, qui les conduit, de manière illégale, à cumuler leur emploi principal avec un deuxième emploi dans un autre établissement, souvent privé.

Nous nous sommes aperçus que cette pratique n'était pas rare à l'AP-HP. Son existence était subodorée depuis longtemps. On en a eu la preuve formelle par un contrôle de l'Inspection du travail sur une société d'intérim. Dans les fichiers de la société d'intérim, l'inspecteur du travail a découvert des personnels de l'AP-HP. Le comble était que certains personnels, statutaires à l'AP-HP, effectuaient aussi des missions d'intérim... à l'AP-HP.

On se trouve ainsi dans une situation « abracadabrantesque ». Des personnels, travaillant à l'AP-HP, ayant le droit à des RTT et à des journées de récupération, qui ne peuvent pas faire d'heures supplémentaires au-delà d'un certain quota, limité à 15 heures par mois, ont un deuxième boulot et travaillent dans d'autres établissements. Et, pendant ce temps, l'AP-HP, leur employeur principal, doit recourir à de l'intérim ou à des agents de remplacement (moins bien formés, moins bien intégrés dans les équipes de soins, plus chers et plus précaires !). Cette situation est absurde. Illustrons cette absurdité. Le droit du travail limite le nombre d'heures qu'une infirmière peut effectuer dans la semaine pour des raisons de sécurité : pas plus de 48 heures par semaine. L'employeur vérifie cela strictement. Mais si le salarié a deux emplois, il va dépasser allègrement les quarante-huit heures sans que personne puisse s'en rendre compte et le vérifier. Cela est illégal, bien sûr. Cependant, si l'illégalité est si répandue, c'est qu'elle dénote un problème avec la réglementation. Il faudrait donc permettre de faire davantage d'heures supplémentaires à ceux qui le souhaitent pour leur éviter de se retrouver dans cette situation bancale.

À l'AP-HP, nous avons tenté de trouver des contreparties indirectes, puisque nous ne pouvions toucher aux rémunérations. Nous en avons privilégié une : celle du logement, renouant ainsi avec une tradition qui permettait de loger le personnel le plus près possible de son lieu de travail.

Maintenant, nous devons travailler à mieux rémunérer les personnels soignants tout en respectant la maîtrise des dépenses de santé. Pour cela, il faut être convaincu de la justice du combat. Les comparaisons au sein des pays de l'OCDE objectivent le problème français. Il faut ensuite trouver sur quels leviers agir.

Augmenter les salaires infirmiers aurait un coût élevé : une augmentation de 10 % – qui ramènerait le salaire d'un infirmier hospitalier au salaire moyen en France – représenterait une dépense annuelle d'environ 4 milliards d'euros. Pour donner un ordre de grandeur, on peut dire que cette somme est inférieure aux frais de gestion des assurances maladie complémentaires... mais pour autant il s'agit d'une somme gigantesque, alors que d'autres besoins appellent des moyens.

Il existe cependant d'autres pistes qu'une augmentation uniforme de tous les salaires. La première consiste à déléguer des tâches de médecins vers des infirmières, en contrepartie de rémunérations plus élevées. Les actes que les infirmières ont le droit de faire sont définis de manière limitative, mais il existe beaucoup d'actes que leur niveau d'études, leurs connaissances et leurs expériences professionnelles leur permettraient de réaliser en toute sécurité et qu'il est inutile de réserver aux seuls médecins. Depuis quelques années, une procédure permet cette délégation ; cependant, elle est longue et complexe. Elle reste très limitée aujourd'hui. Surtout, elle ne permet pas de mieux rémunérer les professionnels qui voient leurs responsabilités élargies, ce qui n'est ni motivant, ni juste, ni équitable.

La France est en retard dans ce domaine. Cela fait des décennies que, dans d'autres pays, à commencer par les pays anglo-saxons, on développe les pratiques avancées, les infirmières cliniciennes : on ne conçoit pas les différentes professions comme des catégories fermées, mais davantage comme un continuum, offrant plus de diversité dans l'exercice des différents métiers et un éventail plus étendu de compétences au sein de chacun des métiers. Cela suppose également de privilégier la notion d'équipes sur celle d'individus et d'introduire davantage de confiance, au milieu de régulations complexes.

La deuxième piste consiste à permettre aux professionnels d'effectuer davantage d'heures supplémentaires, s'ils le souhaitent sans les obliger à contourner, de manière dangereuse, la réglementation en cumulant des emplois pour atteindre le niveau de revenu compatible avec leurs besoins.

Viennent ensuite des idées d'application plus délicates. Le coût de la vie est plus élevé en région Île-de-France que dans beaucoup d'autres régions : le coût du logement est nettement plus onéreux, les temps et frais de transports sont supérieurs, et pourtant les salaires sont identiques. Dans d'autres pays, il n'existe pas de grille nationale et les salaires peuvent être ajustés au contexte géographique.

Des personnels soignants, notamment des infirmières, avec des responsabilités accrues accompagnées d'un salaire plus élevé, autrement dit une plus grande reconnaissance : voilà une manière de faire face aux évolutions de la démographie médicale, avec davantage d'infirmières, plus qualifiées, davantage responsabilisées, mieux reconnues et mieux rémunérées.

Docteur data

Venons-en à la révolution des données. Data. Big Data. Smart Data. Huge Data. Data Science. C'est la mode actuelle. La révolution à venir. Ou plutôt la révolution en cours. Nous en sommes au début.

Elle peut encore paraître abstraite, mais elle se prépare silencieusement. On pourrait dire insidieusement. Elle n'est pas encore intervenue dans votre vie quotidienne comme les autres applications qui nous entourent et qui nous sont devenues, en si peu de temps, si familières.

On ne s'étonne plus de pouvoir être localisés par des chauffeurs d'Uber qui nous trouvent en moins de deux minutes. D'avoir une application qui nous indique, à la minute près, le temps nécessaire pour faire un trajet en voiture. D'avoir un compte Twitter qui nous propose de suivre d'autres comptes en ayant analysé nos goûts, nos préférences. De se connecter à Google et de voir apparaître des publicités qui semblent avoir lu dans nos pensées nos centres d'intérêt.

Toutes ces applications ont transformé nos vies quotidiennes. En moins de dix ans, elles ont su se rendre indispensables. Et naturelles. Nous ne cherchons pas à savoir ce qu'elles impliquent, ni du point de vue technologique ni de celui de l'accès qu'elles ouvrent à nos données les plus personnelles et les plus intimes, tellement elles nous sont utiles. Le service rendu efface le besoin de comprendre. Pour bénéficier de ces applications, nous renonçons à des libertés qui nous sont chères. Ce que nous acceptons de partager avec Google, Facebook, Amazon ou Twitter, nous refuserions de le partager avec la moindre application gouvernementale. Nous hurlerions au contrôle social !

Pourtant, ces applications, pour nous rendre service, nous localisent vingt-quatre heures sur vingt-quatre, analysent nos correspondances intimes, décortiquent nos moindres achats, cernent nos goûts et nos choix, évaluent notre niveau de vie, notre rythme de vie, notre mode de vie, notre style de vie. *Big Brother is watching us and we like it !*

Comment imaginer que ces applications ne s'intéressent pas à notre santé ? D'abord, parce que la santé est un marché immense. La plupart des pays riches consacrent plus de 10 % de leur richesse nationale à la santé ; cela représente davantage que les dépenses de loisir ou de transport qui sont aujourd'hui le champ privilégié de développement pour ces applications. Ensuite, parce que la santé est par excellence un domaine où l'information est clé. La médecine n'est pas autre chose qu'une science de l'interprétation des données, comme la psychanalyse ambitionnait d'être la science d'interprétation des rêves, et donc des données de l'inconscient.

Pour en appréhender les enjeux, passons par ce petit dialogue qui circule sur les réseaux sociaux américains :

– Allô ? Gordon's Pizza ?
– Non, monsieur. Vous êtes chez Google's Pizza.
– Ah. J'ai fait un mauvais numéro ? Excusez-moi.
– Non, non, monsieur, Google vient d'acheter Gordon. Vous êtes au bon numéro !
– Ah d'accord. Vous pouvez prendre ma commande, alors ?
– Très bien, monsieur. Comme d'habitude ?
– Comment ça, comme d'habitude ? Vous me connaissez ?

— D'après notre entrepôt de données, au cours des douze derniers mois, vous avez commandé des pizzas avec fromage, pepperoni et poivrons.
— Exactement !
— Puis-je vous suggérer cette fois de prendre une pizza avec de la ricotta, de la roquette et des tomates séchées ?
— Quoi ? Mais je déteste les légumes.
— Mais votre taux de cholestérol n'est pas idéal, monsieur.
— Comment savez-vous ça ?
— Nous avons croisé les données, à partir de votre numéro de téléphone, votre nom et vos abonnements, ce qui nous a donné accès aux résultats de vos tests sanguins des sept dernières années.
— Bon, OK, mais je ne veux pas de cette pizza. Des médicaments, j'en prends par ailleurs.
— Je suis désolé, mais vous ne les prenez pas régulièrement, vos médicaments. D'après notre base de données, sur les quatre derniers mois, vous n'avez acheté qu'une boîte de trente comprimés à la pharmacie Dupont.
— J'en ai acheté d'autres dans une autre pharmacie.
— Ce n'est pas ce qu'on voit sur les débits de votre carte de crédit.
— C'est normal, j'ai payé en liquide.

– Cela n'est pas compatible avec les retraits que vous avez faits aux distributeurs qui sont peu nombreux pendant cette période.

– J'ai d'autres moyens d'avoir du liquide.

– Ce n'est pas ce qui apparaît sur votre déclaration d'impôt. À moins que vous ayez des sources de revenus au noir ?

– C'est quoi, ce délire ?

– Je suis désolé. La seule chose que nous essayons de faire en utilisant ces données, c'est de vous aider.

– Bon, ça suffit maintenant. J'en ai assez de tous ces Facebook, Google, WhatsApp et autres Twitter. Je vais me retirer sur une île déserte où il n'y a pas Internet, pas de wi-fi, pas de téléphone et où personne ne pourra m'espionner.

– Je vous comprends. Mais je me permets de vous signaler qu'il faut d'abord que vous renouveliez votre passeport qui a expiré depuis six semaines.

Ce dialogue, aussi piquant que l'huile dont on badigeonne la pizza, est purement imaginaire. Cette histoire tourne sur Internet aux États-Unis et rencontre un grand succès. Mais, comme souvent, la réalité peut dépasser la fiction. On peut facilement imaginer comment la santé publique peut utiliser les données tirées de nos modes de vie. La difficulté des politiques de santé publique et de prévention, c'est de bien cibler les personnes qui doivent bénéficier d'un programme. Mieux vaut proposer un dépistage du mélanome à celles qui réservent des voyages au soleil plutôt que des vacances en Finlande. Insister sur un dépistage des maladies vénériennes auprès de celles et ceux qui fréquentent assidûment les sites de rencontres. Prodiguer des conseils nutritionnels à ceux qui commandent de la *junk food*. Et quand on exprime des idées noires sur son compte Facebook, il est temps de vous recommander une bonne thérapie ou de vous rappeler qu'il existe des antidépresseurs.

Tout cela est à portée de main. Mais on peut imaginer mieux ou pire.

Aujourd'hui, réaliser le séquençage complet d'un génome coûte environ 1 500 euros. Le coût était de plusieurs dizaines de millions d'euros il y a à peine dix ans. Cela ne peut se faire, en France, que sur prescription médicale, dans un cadre strictement déterminé. Le séquençage d'un génome complet est encore rarement effectué. D'ici deux ans, l'objectif du plan « Génomique 2025 » projette de séquencer 40 000 génomes par an dans notre pays, pour des patients pour lesquels il y a une utilité médicale : pour repérer des particularités génétiques qui permettent de mieux adapter un traitement, efficace chez les uns, sans effet chez d'autres, ou tout simplement pour pouvoir indiquer aux patients l'origine de leur maladie. Si les coûts continuent à baisser, il est possible que, dans quelques années, le coût du séquençage ne soit pas supérieur à celui d'un cliché de scanner. À peine plus cher que de s'abonner à un magazine pour lire chaque semaine son horoscope !

Imaginons une grande entreprise, comme Google par exemple, qui vous propose de faire gratuitement l'analyse de votre génome, de le stocker pour vous et de vous indiquer, au fur et à mesure des avancées de la médecine et de la génétique, quelles sont les maladies que vous êtes susceptible de contracter. Ce bulletin pourrait ressembler à :

« Mme Dupont, en l'état de nos connaissances, nous pouvons vous indiquer que, d'après la lecture de votre carte génétique, vous vous situez, sur une échelle de 1 à 10, sachant que le risque moyen de la population française est de 5, aux niveaux suivants :
– Risque d'un cancer du sein : 8
– Risque d'une dépression grave : 7
– Risque cardio-vasculaire : 2
– Risque d'une démence neurodégénérative : 9

Nous nous tenons à votre disposition pour toute information supplémentaire qui vous serait utile et pour vous délivrer les conseils adaptés à votre risque. Nous vous remercions par ailleurs de cocher les cases suivantes :

J'autorise la transmission de ces informations :
À mon conjoint
À mes enfants
À mon médecin traitant
À mon assureur
À mon employeur

Je m'oppose à la transmission de ces informations à tout tiers.

Votre assureur sera informé de votre refus de lui transmettre ces informations.

Chaque semestre nous vous transmettrons un document actualisé, tenant compte des dernières connaissances scientifiques et médicales. »

Le problème est moins de savoir si cela va arriver ou quand cela va arriver, mais comment nous allons nous organiser dans ce « Dataworld ».

Cela suscite un grand nombre de questions à anticiper. La principale est de savoir qui disposera de ces données. On perçoit bien le pouvoir gigantesque du détenteur de cette banque de données et la valeur marchande astronomique de ces informations, si elles peuvent être commercialisées, directement ou indirectement, et exploitées pour un motif commercial.

C'est la raison pour laquelle les « GAFA » – Google, Amazon, Facebook – investissent des sommes considérables dans le secteur de la santé, presque autant que les compagnies pharmaceutiques. Et celles qui ont déjà des milliards de données possèdent un avantage certain sur tous les autres. L'accès à ces informations est susceptible de donner le vrai pouvoir en matière de santé. Les médecins, les hôpitaux, les industriels du médicament ne deviendraient que des sous-traitants ou des exécutants de ces « cerveaux » électroniques, stockant dans le *cloud*, quelque part dans un nuage virtuel, des milliards d'informations sur la santé de la population mondiale.

Ma conviction est qu'il faut que ces éléments demeurent entre les mains des médecins, des hôpitaux, pas des compagnies commerciales. Mais, pour cela, il faut gagner une incroyable course de vitesse. Il ne s'agit pas de détourner les yeux, de faire les dégoûtés et de penser que l'on pourra ériger une ligne Maginot. Inutile de penser que des législations nationales seront protectrices ! Les data et les *cloud* ne connaissent pas de frontières. Les paradis fiscaux, accélérés par les transactions virtuelles qui font que 1 million d'euros peut en quelques centièmes de seconde voyager entre la Suisse, Singapour, les Bahamas et le Luxembourg, ne sont rien à côté des paradis ou plutôt des enfers de données !

Si les acteurs publics ne s'organisent pas pour offrir ce service, d'autres le feront avec moins de scrupules, moins de garanties.

C'est la raison pour laquelle, à l'AP-HP, nous mettons en place un entrepôt de données et, avec nos partenaires du Centre de lutte contre le cancer, une plateforme de séquençage génétique : non pour faire la même chose que des grands industriels privés ; non, bien évidemment, avec un objectif commercial, mais pour que la population n'ait pas besoin de se tourner vers eux et puisse résister à leurs sirènes. Des sirènes qui risquent d'être tentantes. Si ces informations ont de la valeur, ce ne sont plus les patients qui vont payer pour se faire analyser, ce sont les entreprises qui vont leur proposer une somme d'argent pour leur confier leurs données. Dans ce domaine, nous ne sommes pas dans la logique bancaire, où il faut payer pour la tenue d'un compte, mais dans une tout autre logique où votre compte personnel a une telle valeur, quand il est relié à des millions d'autres comptes personnels, que des entreprises sont prêtes à vous payer pour en avoir la gestion.

Le premier défi est donc de savoir si la sphère publique, non lucrative, respectant des règles éthiques strictes, pourra offrir une alternative aux entrepôts commerciaux.

L'entrepôt de données est l'un des projets auxquels nous consacrons beaucoup d'énergie. Il contribue à donner tout son sens au groupe que nous formons, une communauté de confiance au service du patient. Il confère le plus de valeur à notre taille, qui est souvent un handicap. Elle devient ici un avantage décisif. Dans notre entrepôt de données, nous sommes en mesure de réunir au service des patients l'ensemble des informations qu'ils nous confient : les informations sur leur état de santé comme sur les soins prodigués, sur leur diagnostic comme sur l'effet des traitements, sur leur phénotype et bientôt sur leur génotype... Très rapidement, nous allons compléter cet entrepôt par des données que nous communiquent les patients eux-mêmes (les *Patient Reported Outcomes*). C'est le sens du projet « Compare » qui proposera demain aux malades chroniques de donner de l'information sur leur état de santé, pour faire progresser la recherche sur leur maladie.

Cet entrepôt est ouvert aux médecins, sur le fondement de règles qui visent à préserver la confidentialité des patients. Il l'est aussi aux chercheurs, avec des règles déontologiques que nous avons soigneusement définies et qui reposent sur un examen au cas par cas des demandes par un comité éthique. Il le sera demain aux patients : à travers le portail que nous lancerons l'année prochaine, nous avons l'ambition de leur « restituer » toutes les données les concernant dont nous disposons. En fait, cet entrepôt est ouvert à toutes les personnes qui s'inscrivent dans le cadre d'un lien de confiance avec les patients.

En revanche, cet entrepôt n'est pas ouvert aux grands acteurs du digital. Ce n'est pas faute de susciter de l'appétit, mais nous avons adopté un parti pris différent de celui d'autres acteurs de la santé dans le monde qui ont vendu l'accès à leurs données. Nous recevons chaque année près de dix millions de patients. À ce titre, nous sommes le plus grand hôpital au monde. Et nos données sont réputées d'une qualité très supérieure à celles des grandes cliniques américaines, souvent pénalisées par les conditions de leur collecte. À l'évidence, du point de vue des grands groupes numériques, notre entrepôt est une caverne d'Ali Baba. Je les ai évidemment vus et reçus dans mon bureau, venus solliciter l'ouverture du précieux sésame. Le P-DG de la filiale santé de Google – elle s'appelle Verily, le groupe est désormais baptisé Alphabet – est, par exemple, venu me proposer un partenariat visant à développer la recherche sur les modèles prédictifs en santé à partir de nos bases de données. Je n'ai pas fermé la porte. À l'heure où j'écris ces lignes, les discussions se poursuivent, mais nous avons posé comme conditions fermes et absolues (dans ce type de discussion, on parle de « non-starters ») à toute collaboration le fait que nos données demeurent localisées dans nos systèmes d'information et ne rejoignent pas un *cloud* aux États-Unis. À trois reprises, et de trois façons différentes, nos interlocuteurs nous ont indiqué être tout à fait à l'écoute de notre position, tout en nous proposant des solutions pour faire remonter ces données. Un mot savant existe pour évoquer les conditions de sécurité qui permettent d'envisager ces échanges : la « pseudonymisation » des données ; cela revient à transformer des données personnelles en des données anonymes selon des clés permettant ensuite de les remboîter dans des données personnelles quand elles reviennent dans un environnement de confiance. Mais pensez-y ! Peut-on pseudonymiser des données génomiques ? Dans le monde de la santé, dès que vous êtes en mesure d'associer à une personne plus de deux ou trois événements, il devient très probable de l'identifier de façon directe ou indirecte.

Cette discussion, nous l'avons également eue avec la patronne de l'entreprise IBM. Cette rencontre a fait suite à un déplacement à Boston où nous ont été présentés les potentiels de Watson, l'outil d'intelligence artificielle de l'entreprise, et sans doute le modèle le plus abouti aujourd'hui dans le domaine de la santé. Watson est célèbre dans le monde entier pour avoir gagné au Jeopardy contre les meilleurs habitués du jeu. Depuis ce show, IBM a mobilisé 15 milliards de dollars de recherche pour développer son IA. En mai 2015, l'entreprise a créé une filiale dédiée, Watson Health, ce qui l'a conduit de nouveau à investir 4 milliards de dollars en acquisitions. Watson se décline aujourd'hui en plusieurs programmes. L'un des plus avancés concerne le cancer (*Watson for Oncology*). Il compare plusieurs stratégies thérapeutiques (« *treatment plans options* ») à partir de soixante données tirées du dossier médical. Depuis deux ans, sept pilotes existent, dont le premier est une collaboration avec le *Memorial Sloan Kettering*. Bientôt, Watson couvrira 80 % des cancers chez l'adulte et va commencer en pédiatrie. IBM compte déjà sept clients pour ce produit, que l'entreprise commercialise, et cherche à se développer en Europe. La difficulté que nous avons est simple : Watson est une boîte noire ! Nous savons que l'IA digère une masse incomparable de littérature médicale (40 millions de publications, nous dit IBM), mais nous ignorons absolument comment cette digestion s'opère, ou, plus exactement, sur la base de quels critères les articles servant à entraîner Watson sont priorisés. En médecine, cela n'est pas une mince affaire. Le *Lancet* ou *Science* n'ont pas la même valeur que les autres revues. Les pratiques pour la prévention des conflits d'intérêts ne sont pas aussi exigeantes partout. Le niveau d'exigence de la recherche (la taille des échantillons, le recours à des protocoles en double aveugle…) varie. Ne pas savoir comment le partage est effectué au sein de la grande masse des publications revient donc à réaliser un saut dans l'inconnu sans autre argument qu'une prophétie technologique qui voudrait que l'intelligence artificielle soit l'avenir de la médecine.

La force de l'AP-HP, par sa taille et par les compétences qu'elle réunit, est justement d'avoir la capacité de faire tourner les technologies de l'IA en autonomie, sans avoir besoin de faire confiance à une boîte noire[1]. Nous avons suffisamment de données pour concevoir et tester des algorithmes, entraîner des machines, corriger leurs biais et sécuriser notre diagnostic sans jamais rompre le lien de confiance avec le patient. Il nous appartient de trouver les ressorts pour valoriser, au bon sens du terme, ces formidables atouts.

---

1. Davide Castelvecchi, « Can we open the black box of AI? », *Nature*, 5 octobre 2016.

Le deuxième défi concerne l'usage qui pourra être fait de ces données et la pression qui sera exercée par les patients eux-mêmes. Car ces données seront avant tout les leurs. Ils en seront les propriétaires, même s'ils se trouvent liés à celui qui les leur rendra accessibles. Chaque individu pourra se séquencer, stocker ses propres données et les interpréter. Saura-t-il résister ? Si un assureur lui propose une réduction de prime en fondant sa prime sur l'analyse du risque ? Si une société lui promet de l'assister dans ses choix et ses modes de vie pour lui rendre la vie plus facile, à condition de pouvoir accéder à ses données ? Si une entreprise imagine une lecture commentée, interprétée de ses données pour mieux l'éclairer sur son propre avenir ?

Aujourd'hui déjà se multiplient les applications qui vous permettent de compter vos pas, d'analyser la qualité de votre sommeil. Demain, ces applications seront encore plus nombreuses, sophistiquées, connectées, encore plus intégrées, s'appuyant sur des données provenant de dizaines de minicapteurs différents. Que pourra-t-on tirer de cette montagne de données ?

Au mois de septembre 2016, l'assureur Generali a ainsi annoncé un nouveau programme répondant au doux nom de « Vitality », développé avec une entreprise sud-africaine[1]. Ce programme est proposé aux entreprises pour leurs salariés. Ceux-ci doivent faire un bilan de santé en ligne, décrire leurs comportements et donner accès à leurs objets connectés, tels que leur montre podomètre ou leur balance. « Vitality » leur propose alors des objectifs, portant par exemple sur le nombre de pas qu'ils doivent réaliser chaque jour ou leur consommation de cigarettes. S'ils atteignent leurs objectifs, ils bénéficient d'avantages. En France, ce sont des réductions chez les sociétés partenaires de Generali, car faire varier la prime d'assurance en fonction des comportements n'est pas autorisé. En Allemagne, le même programme permet de faire diminuer la prime d'assurance. Ce type de produit connaît déjà un grand succès aux États-Unis, où il est développé par nombre de compagnies d'assurances.

Face aux polémiques suscitées par cette offre, les assureurs répondent que personne ne s'offusque que les assurances automobiles tiennent compte du comportement des conducteurs et de leurs caractéristiques comme leur âge ou l'ancienneté de leur permis de conduire. Mais

---

1. « Santé : faut-il faire payer les assurés en fonction de leur mode de vie ? », *Le Monde*, 6 septembre 2016.

peut-on vraiment considérer que le mode de vie, facilement accessible aujourd'hui, demain corrélé aux caractéristiques génétiques, est aussi anodin que la manière de conduire un véhicule ? Ne peut-on voir se profiler un contrôle social d'une autre nature et, bien sûr, progressivement, un risque d'exclusion d'une partie de la population, qui se trouverait face à des coûts prohibitifs ?

Il y a un fort contraste entre la sophistication d'une médecine fondée sur le croisement de milliards de données et la simplicité biblique des fondamentaux de la santé : une bonne alimentation, pas de tabac, peu d'alcool, suffisamment d'exercice sportif, une protection vaccinale efficace.

C'est le paradoxe majeur de la santé. Les innovations se développent et créent un business rentable, en grande partie financé par l'argent public, là où le rendement marginal est certainement le plus faible. Là où les enjeux sont les plus importants, il y a peu d'innovation technologique, peu d'investissement.

C'est donc ici que se pose une belle question : sera-t-on capable de faire la jonction entre les grands enjeux de santé publique, les innovations technologiques et l'univers des data ? Où, à l'inverse, les enjeux économiques gigantesques éloigneront-ils le système de santé des préoccupations les plus essentielles qui ne seraient pas suffisamment rentables pour les détenteurs de ce nouveau pouvoir ?

Car ces data doivent être bien précieuses pour que Google débourse la somme de 300 millions de dollars pour avoir accès aux données de 10 000 patients de l'hôpital de Stanford, en Californie. Et les espoirs dans l'intelligence artificielle réels pour qu'IBM ait investi tant de milliards de dollars dans Watson.

À l'AP-HP, nous en sommes peut-être aux balbutiements. Mais les premiers pas sont prometteurs. En quelques clics, nous pouvons mettre en relation les épisodes de pollution atmosphérique et le nombre d'infarctus du myocarde, d'accidents vasculaires cérébraux... et une corrélation forte : quand les indices sont mauvais, le nombre d'infarctus et d'AVC augmente !

Par ailleurs, il importe de faire du suivi des médicaments un enjeu important. Nous savons que, si les médicaments sont soumis à une forte exigence avant d'être autorisés, ce qui se passe en vie réelle constitue le maillon faible. Les essais cliniques, avant l'autorisation de mise sur le marché, sont certes stricts, mais ne concernent que quelques centaines de malades, au mieux quelques milliers, qui ne sauraient refléter la diversité des patients susceptibles de prendre ce médicament, une fois autorisé, ni la diversité des situations : interactions avec d'autres médicaments, conditions réelles d'usage. Or il est impossible de réaliser des études de grande ampleur permettant de reproduire ces conditions réelles. On sait que ce manque peut avoir des conséquences dramatiques. C'est ainsi qu'on est passés à côté des effets cardiaques de certains médicaments anti-inflammatoires (le célèbre cas du Vioxx) ou des conséquences possibles sur la survenue de cancers des traitements de la ménopause, ou des effets de la pilule sur l'hypertension artérielle pulmonaire, ou encore de l'effet amaigrissant du sinistre Médiator.

Cette lacune pourra être au moins en partie comblée par l'analyse de millions de données concernant les populations générales, qui permettra de chercher des corrélations entre différentes maladies et la prise de médicaments, en allant fouiller dans les bases de données de l'assurance-maladie en France ou des autres assurances.

Voilà la future médecine ; un diagnostic n'est plus celui d'une maladie, mais d'une maladie sur un terrain génétique particulier, dans un contexte précis, et qui ne porte pas seulement sur une maladie déclarée, mais sur une potentialité de maladie…

La question du contrôle social se pose donc de manière aiguë. Jusqu'à aujourd'hui, nous avons réussi à l'écarter dans notre pays, contrairement à d'autres. Un patient se voit traiter même s'il fume, même s'il a de mauvaises habitudes alimentaires. De ce comportement il ne sera sanctionné ni en termes d'accès aux soins, ni en termes de rang prioritaire, ni en termes de coûts, ni en termes de couverture. On n'applique pas de sélection par le risque.

Cela pose des questions nouvelles à la science. Faut-il mettre des limites à la connaissance ? Dans la conception traditionnelle des avancées scientifiques, cela s'appelle l'obscurantisme. Il n'y a rien de pire. Les dictatures ont toutes, à un moment où à un autre, vu les savants comme des ennemis. Le stalinisme avait une certaine conception de la génétique, incompatible avec celle des scientifiques. Le nazisme reposait sur une idéologie raciale évidemment contredite par la science. Plus généralement, en dehors même des pires dictatures, toute action politique qui repose sur une idéologie considère la liberté de la science comme une menace. Ainsi, l'administration de Donald Trump, tout à son climato-scepticisme, a coupé une partie de ses budgets aux équipes scientifiques indépendantes.

Poser des limites à la connaissance revient donc à jouer avec le feu. La liberté de rechercher, la liberté de savoir, la liberté de transmettre les connaissances sont des libertés fondamentales. Toute atteinte ouvre la voie à un début de totalitarisme, reposant sur une part d'obscurantisme.

Là où les choses se compliquent, c'est quand l'accès à la connaissance ou à des connaissances nouvelles passe par des expériences ou programmes qui peuvent entrer en contradiction avec d'autres valeurs fondamentales, à commencer par la dignité humaine. L'éthique a émergé comme une discipline, à la confluence de plusieurs sciences, sociales et biologiques, créant les espaces de discussion pour résoudre ces conflits de valeurs. Il existe des limites à l'acquisition de connaissances qui ont leur légitimité éthique, à distinguer d'une illégitimité politique. En outre, la médecine a toujours reposé sur une alliance de l'accès à la connaissance et de la préservation du secret. Connaissance universelle et secret individuel.

L'irruption des data fait sauter ces frontières. La connaissance universelle se forge à partir de millions de données individuelles. Cadenasser chacune de ses données devient un frein à cette connaissance universelle, utile pour mieux soigner les maladies. Mais, à l'inverse, si l'appétit de connaissances conduit à divulguer des données individuelles, il remet en cause le fondement de la confiance médicale qui repose sur le secret ou sur le droit du patient de faire lui-même usage des données qui le concernent.

Jusqu'à présent, la problématique classique du secret médical avait trait à la possibilité pour un patient de rester maître des informations qui le concernent et d'éviter qu'elles soient répandues non seulement sur la place publique, mais aussi auprès de ses proches, voire auprès d'autres médecins que celui qui le prenait en charge. La plus grande question éthique qui s'est posée à ce sujet a été liée à l'épidémie de sida. Un patient qui se savait atteint par ce virus pouvait-il garder le secret vis-à-vis d'un partenaire qu'il était susceptible de contaminer ? Cela a donné lieu à de vifs débats dans les années 90.

Aujourd'hui, la problématique pourrait s'inverser. Il ne s'agit plus seulement de savoir comment aider un patient à conserver la maîtrise des données qui le concernent mais de savoir si un médecin, un établissement de santé qui dispose d'informations sur un patient a l'obligation de lui en faire part. Cette question peut paraître baroque, elle est pourtant particulièrement pertinente, au moment où se développe le séquençage du génome.

Pour les experts, c'est déjà une question d'actualité. Prenons un patient dont la maladie justifie un séquençage du génome, pour savoir si le cancer dont il souffre est sensible ou non à un traitement, en fonction de ses caractéristiques génétiques. Imaginons qu'au détour de ce séquençage il soit mis en évidence une autre anomalie génétique signant une prédisposition à une autre maladie, avec un plus ou moins grand degré de certitude. Il peut s'agir d'une maladie pour laquelle il n'existe aucun traitement. Quel est le devoir du médecin dans un tel cas de figure ? Est-il tenu de partager cette information avec le patient ? Ou peut-il la garder pour lui ? En vertu de quoi décider ? Faut-il une règle à portée générale ou un principe à adapter en fonction de chaque patient ? On voit bien qu'il est impossible de résoudre le problème en posant la question au patient. « Je dispose d'une information importante vous concernant au sujet d'une maladie grave. Souhaitez-vous que je vous fasse part de cette information ou que je vous en protège ? » Le seul fait de poser la question est diabolique.

De la même manière, faudra-t-il ou non demander son consentement à un patient pour l'inscrire dans un protocole thérapeutique nouveau, divulguer des informations qui le concernent ? Est-ce que, désormais, avant de pratiquer un séquençage de son génome, on lui fera signer un formulaire : « Je reconnais avoir été informé que je n'aurais accès qu'aux informations génétiques concernant la maladie pour laquelle le séquençage de mon génome a été prescrit et à aucune autre information, même dans l'hypothèse où cette analyse dévoilerait des informations qui pourraient concerner ma santé dans les années et décennies à venir » ?

Le problème est d'autant plus épineux que, si les établissements de santé et les médecins mettent en place ce type de garde-fou – en estimant que leur rôle est de soigner les patients, pas de créer d'inutiles angoisses –, il n'est pas certain que d'autres acteurs, ayant accès à ces technologies aient les mêmes scrupules, les mêmes réserves.

C'est le grand enjeu d'une désintermédiation de la médecine, ce qu'on peut à juste titre qualifier de risque d'« uberisation ». Jusqu'à présent, les médecins avaient une sorte de monopole du savoir. Leur profession étant réglementée, soumise à un code de déontologie strict, l'accès à l'information est lui-même régi par cette déontologie, protectrice du malade. Or ce monopole est en train de voler en éclats. La première brèche, ce sont les sites Internet qui diffusent des connaissances sur les maladies. Le savoir théorique médical est accessible en ligne à tous. Il est loin, le temps où ce savoir se nichait dans des ouvrages difficilement accessibles, des articles hors de portée du premier venu, derrière un vocabulaire protecteur. La relation médecin-malade a déjà été modifiée par ce large accès à l'information. Le malade ne vient plus simplement au cabinet médical avec ses symptômes, mais avec sa première interprétation des symptômes, à la lumière, si l'on peut dire, d'heures de navigation sur Internet, où il a hésité entre les maladies les plus improbables. Mais demain, il pourra aller encore plus loin. Il ne s'agira pas pour lui de se contenter de confronter les symptômes ressentis à un savoir encyclopédique diffusé en ligne, mais de pouvoir interroger des systèmes experts, des logiciels d'intelligence artificielle et de réaliser un premier interrogatoire en ligne. Ajoutons à cela que, s'il peut introduire dans son ordinateur personnel son séquençage génétique, les résultats de ses analyses biologiques et l'ensemble des données issues des capteurs qu'il aura eu envie d'acheter, il pourra probablement aller très loin.

Nier ce risque est absurde. Penser, à l'inverse, qu'il signe la mort des médecins l'est tout autant. Ce serait réduire son rôle à la portion congrue d'un simple interprète d'informations et délivreur de prescriptions. C'est d'autant plus absurde que la tendance actuelle est de rendre les décisions médicales de plus en plus collégiales. Cela se passe à l'hôpital, où les cas individuels sont soumis, lors de la fameuse « réunion de staff », au questionnement de toute une équipe médicale. Pour la prise en charge du cancer, il existe désormais des « réunions de concertation pluridisciplinaires » où les décisions thérapeutiques sont discutées par plusieurs spécialistes : cancérologues, généticiens, chirurgiens, mais aussi psychologues, pour que l'ensemble des dimensions d'une maladie, mais surtout de son contexte chez un patient particulier, puissent être appréhendées dans l'intérêt de ce patient.

Le rôle du médecin ne va pas disparaître, mais va se transformer. Les dimensions psychologiques, éthiques, sociales, la capacité à dialoguer avec différentes spécialités, différentes sciences, à intégrer de multiples sources d'information seront d'autant plus importantes.

Tout cela confère une nouvelle responsabilité à l'hôpital, et singulièrement à l'hôpital universitaire. Celui-ci est, conjointement avec les universités, le lieu de formation des médecins et de la plupart des professionnels de santé. Cette formation sera conduite à évoluer considérablement dans les années qui viennent pour intégrer ces révolutions. Alors qu'une épreuve de médecine se caractérisait par un savoir appris par cœur et qu'il fallait restituer au mieux pendant l'examen ou le concours, il n'est pas absurde d'imaginer que, dans quelque temps, l'étudiant passera ses épreuves avec son ordinateur et un accès Internet, de telle sorte qu'il dispose des mêmes informations que son futur patient et que les critères de jugement ne reposent pas sur la somme de connaissances engrangées, mais sur la meilleure manière de les utiliser dans l'intérêt du patient.

Celui-ci peut résider dans le lieu qui « garde » les données, pour en garantir le meilleur usage dans l'intérêt de chaque patient, mais aussi dans l'intérêt de la santé publique. L'hôpital a l'avantage de ne pas être guidé par des impératifs commerciaux, de ne pas être soumis aux lois du marché, mais d'être gouverné par un impératif médical. Le fait de disposer des données ne le conduira pas à se comporter comme un coffre-fort, soucieux de préserver son pouvoir, mais au contraire comme une plateforme permettant de faire avancer la médecine et d'apporter à chacun les informations nécessaires pour codécider de sa santé.

Encore les conflits d'intérêts

On aimerait tant ne plus avoir à y revenir. *Pour en finir avec les conflits d'intérêts* a paru en 2010. Le livre ne prétendait pas, à lui tout seul, mettre fin à ce poison. Il montrait comment les conflits d'intérêts distordent le jugement, dans le monde politique, dans la santé publique, dans l'environnement, et que nous ne nous étions jamais dotés de l'arsenal nécessaire pour, sinon les éliminer, du moins les limiter. Mais force est de constater que le sujet n'a rien perdu de son actualité ni de sa superbe, pourrait-on dire ironiquement. Les récentes élections, au printemps 2017, ont de nouveau braqué les projecteurs sur ces conflits d'intérêts. Réduire les risques est l'une des ambitions de la fameuse loi qui vise à rétablir la confiance, votée début août 2017.

Il eût été surprenant que je ne me penche pas sur le sujet en prenant la tête des hôpitaux de Paris. La question s'y pose dans des termes encore plus délicats qu'ailleurs. Pour certaines institutions, il paraît logique et facile d'ériger des barrières étanches entre les acteurs publics et les représentants des intérêts privés. C'est le cas des administrations, des agences de régulation, par exemple. Mais un hôpital universitaire n'est pas une administration ni une agence de régulation. C'est un lieu d'innovation. L'hôpital universitaire ne remplit pas toutes ses missions s'il n'innove pas. Et l'innovation se réalise avec l'industrie. Il peut s'agir de découvertes faites à l'hôpital qui ont besoin d'être valorisées, commercialisées, ce qui doit se faire en lien avec un industriel. À l'inverse, il peut s'agir de produits développés par des industriels qui doivent être testés « en conditions réelles », auprès des malades, avant de pouvoir être enregistrés, mis sur le marché. Entre les deux, des innovations sont réalisées en commun.

Prenons l'une d'entre elles, célèbre : le cœur artificiel du professeur Carpentier. Cette invention n'aurait pas pu exister sans ce grand médecin, ses compétences et ses connaissances remarquables de la chirurgie cardiaque, sans le service qu'il dirigeait à l'Assistance publique, et le recrutement de nombreux malades, mais non plus sans les échanges incessants avec les industriels pour mettre au point de nouveaux matériaux, de nouveaux mécanismes de pompe. Cela nécessite une interaction permanente entre le médecin, l'industriel et l'hôpital. Sans elle, pas d'invention !

Ériger des barrières entre les médecins et les industriels serait donc contre-productif, ralentirait le progrès médical, ou nous mettrait à l'écart du mouvement. Cela frustrerait les médecins qui ont viscéralement envie d'innover, de trouver des réponses à des patients sans solution : s'ils ne le faisaient pas, ils perdraient une partie de leur motivation. Il faut donc maintenir, favoriser, développer les coopérations entre les équipes hospitalières et les industriels. Est-ce que cela rend inévitables les conflits d'intérêts ?

Regardons d'abord de quels conflits d'intérêts il peut s'agir. Les médecins sont des prescripteurs. Ceux des hôpitaux universitaires ont une influence forte sur leurs collègues et les pouvoirs publics. Quand un médecin d'un grand hôpital universitaire explique qu'un médicament est indispensable, il est difficile pour l'administration de résister et de considérer qu'il ne doit pas être remboursé avec un bon prix, pour prendre un exemple simple, probablement un peu simpliste, mais pas si loin de la réalité. Les médecins universitaires constituent naturellement le vivier d'experts dans lequel puisent en permanence les pouvoirs publics : pour autoriser les médicaments ou les appareils médicaux, en suivre la sécurité, apprécier la valeur du « service médical rendu », c'est-à-dire la réalité de ce qu'ils apportent de nouveau et d'utile, déterminer quelles sont les études nécessaires afin de les évaluer, définir les « bonnes pratiques », établir des recommandations. Tous ces facteurs qui guident l'usage d'un produit, donnent le la pour l'utilisation qui en sera faite par des dizaines de milliers de professionnels et pour des millions de patients, sont obtenus en s'appuyant sur l'expertise des médecins et des chercheurs les plus reconnus.

On connaît la suite : quand un expert est en même temps payé par un industriel pour mettre au point une innovation, peut-il, ensuite, ou en même temps, se prononcer pour le compte des pouvoirs publics sur la sécurité de cette innovation ? Vieux problème, qui ne fait toujours pas consensus. Encore récemment, dans le domaine politique, un philosophe écrivait : « Un responsable politique sans conflits d'intérêts est un responsable politique sans intérêt[1]. » Il est fréquent d'expliquer que, si l'on se prive de tous les experts ayant des conflits d'intérêts, on affaiblit

---
1. Pierre-Henri Tavoillot, *Le Figaro*, 26 mai 2017.

l'expertise, puisqu'on écarte celles et ceux qui ont la connaissance la plus approfondie, on pourrait dire la plus intime, d'un produit.

La solution n'est pas simple à trouver : si on autorise les médecins à travailler pour l'industrie mais qu'on leur interdit, dans ce cas, de participer aux expertises publiques, les autorités publiques se privent de l'expertise la plus pointue. Si, pour disposer d'experts indépendants, on interdit aux médecins de collaborer avec l'industrie, on prive la recherche de possibilités d'innovations !

Si, dans un hôpital universitaire comme l'AP-HP, on décidait, « pour en finir avec les conflits d'intérêts », d'interdire purement les partenariats entre les médecins et les industriels, on aurait certes atteint rapidement l'objectif, mais on tuerait en même temps l'hôpital universitaire. Moins d'innovations, des médecins qui nous quitteraient pour aller travailler ailleurs, des patients qui seraient moins attirés par un hôpital universitaire, promesse de bénéficier au plus vite des thérapies innovantes les plus récentes. Bref, nous atteindrions la pureté, mais le déclin tout aussi rapide en serait le prix à payer.

Ce problème est-il insoluble ? Certainement pas. Pour s'en convaincre, il faut décortiquer les différents mécanismes à l'œuvre.

Mais, avant tout, un petit détour par une affaire qui défraya la chronique au printemps 2016. Il se trouve que la réflexion sur la prévention des conflits d'intérêts à l'AP-HP avait été lancée officiellement en septembre 2015. J'avais installé une commission que je décidai de présider personnellement, composée de représentants du corps médical et de quelques personnalités extérieures, particulièrement averties sur les questions de déontologie. Le mandat de cette commission consistait à trouver des nouveaux modes de fonctionnement à l'AP-HP permettant de conjuguer nos besoins d'innovation avec une meilleure maîtrise des conflits d'intérêts.

Nous nous apprêtions à finir nos travaux en avril 2016 quand nous fûmes rattrapés par la réalité. Un journaliste m'appela un jour pour me demander si j'étais au courant que le pneumologue que j'avais envoyé un an plus tôt me représenter au Sénat lors d'une audition sur la pollution était membre du conseil d'administration de la fondation de Total. Je l'ignorais : je me souviens que le Sénat avait demandé à m'auditionner un jour où je n'étais pas à Paris et j'avais demandé qu'on me recommande un pneumologue reconnu, spécialiste des maladies liées à l'environnement, pour me remplacer. Le nom qui m'avait été proposé ne m'avait pas choqué. Sa réputation était bonne et le fait qu'il présidait la communauté médicale de son établissement lui conférait du crédit pour aborder des problèmes plus larges que la seule dimension médicale. Il accepta de me représenter, je l'en remerciai et ne m'en souciai plus jusqu'à l'appel de ce journaliste attirant mon attention sur le fait que mon représentant était administrateur de la fondation Total et qu'il ne l'avait pas déclaré.

Ennuyé d'apprendre ce lien d'intérêts, je pris connaissance du texte de son audition et découvris qu'il avait répondu, sous serment, à la première question : « Avez-vous des liens d'intérêt avec des acteurs économiques ? » par la négative, ce qui n'était pas, c'est le moins qu'on puisse dire, très adroit. Le jour où le journaliste portait à ma connaissance cette information, j'appelai donc le professeur en question pour lui demander ce qu'il en était. Il me confirma être membre du conseil d'administration de cette fondation, s'empressant de me préciser que cette fonction n'était pas rémunérée et se limitait à quelques réunions par an, pour se prononcer sur les projets susceptibles d'être financés par cette fondation. Je lui fis remarquer qu'il aurait dû déclarer cette situation mais que, s'il agissait bénévolement et que son seul lien avec Total était de siéger au conseil d'administration d'une fondation, cela me semblait « rattrapable ». Je lui demandai donc d'adresser un courrier au Sénat pour s'excuser et rectifier. Quelques instants plus tard, il me rappela : « Il y a quelque chose que je ne vous ai pas dit tout à l'heure. Certes, je suis bénévole au sein de la fondation, mais je suis également directement salarié du groupe Total en tant que "médecin-conseil". » Cette fois, l'affaire prenait une mauvaise tournure : comment jurer ne pas avoir de lien d'intérêts avec un acteur économique quand on est salarié d'un groupe comme Total ? Il m'expliqua qu'il avait « oublié »... Alors qu'il percevait un salaire confortable de cette entreprise, en plus de son salaire de professeur des universités, praticien hospitalier, depuis une vingtaine d'années. Je lui indiquai que, face à ce degré de gravité, c'était moi qui allais directement m'adresser au Sénat pour exposer à la Haute Assemblée ce que je venais de découvrir.

En effet, il avait à plusieurs reprises pris des positions publiques relativisant les effets du diesel sur la santé, sans jamais mentionner qu'il était salarié du groupe pétrolier, mais en faisant simplement état de ses fonctions académiques et médicales. Il eut beau me dire qu'il n'y avait aucun rapport entre les deux, que jamais son propre jugement n'avait été influencé, cette situation ôtait toute crédibilité à sa parole, au-delà du parjure commis devant une commission d'enquête parlementaire. La lettre que j'adressai au Sénat déclencha une nouvelle audition et conduisit le bureau du Sénat, pour la première fois de son histoire, à saisir le parquet pour « faux témoignage sous serment ».

À notre corps défendant, on ne pouvait imaginer plus nette illustration de la nécessité d'une stratégie de prévention des conflits d'intérêts au sein de l'AP-HP, dont la condition première est d'être stricte sur les « activités accessoires » que les médecins hospitaliers, comme tous les agents publics, peuvent être autorisés à cumuler avec leur emploi principal.

Il est une deuxième chose, facile à comprendre : les déplacements des médecins. Les médecins ont besoin d'aller dans les congrès, à travers le monde, présenter leurs travaux, rencontrer leurs collègues. Rien de plus naturel, rien de plus légitime, rien de plus nécessaire. Présenter une étude devant ses pairs et les entendre faire état de leurs propres études fait partie des fonctions essentielles d'un médecin qui souhaite participer aux progrès de la médecine. La situation se complique lorsqu'il doit obtenir d'un laboratoire pharmaceutique le défraiement de son voyage, de son séjour et de son inscription. Quand les congrès eux-mêmes sont en grande partie financés par les industriels, cela introduit des biais majeurs. Tout d'abord, les contenus des congrès sont bien plus orientés vers des études concernant des produits que sur d'autres innovations possibles, comme les programmes de santé publique. Prenons le plus important congrès mondial sur le cancer, l'ASCO, qui se tient chaque année à Chicago. Alors que les médecins expliquent qu'une grande partie des cancers provient des modes de vie, des habitudes alimentaires, du tabac, de l'exercice, la majorité des présentations faites devant ces congrès ne portent pas sur ces sujets. Il y est question de traitements, d'études cliniques avec des associations de médicament. Aucune session n'est consacrée à la façon d'aider un patient à arrêter de fumer !

Qu'un médecin d'un hôpital public doive dépendre dans ses déplacements des industriels dont il prescrit les produits n'est pas normal. Imagine-t-on cela dans d'autres secteurs ? Que dirait-on si tous les enseignants se déplaçaient dans des congrès financés par les éditeurs scolaires ? Si les inspecteurs des impôts se déplaçaient dans des congrès sur l'impôt de solidarité sur la fortune à l'invitation de l'une des plus grandes fortunes ou de conseillers fiscaux ? Cela ne serait pas concevable. Pourquoi la seule exception notable concernerait-elle les médecins avec cette fatalité du « On n'a pas le choix » ? Pour rendre cette exception apparemment moins choquante, on a trouvé des parades. De bien mauvaises parades. L'une d'entre elles a pour nom : « transparence ». Un industriel qui invite un médecin doit le déclarer à l'ordre des médecins et le montant de la dépense correspondante est publié. Il existe donc un site où l'on peut lire, pour chaque médecin invité, le montant de la dépense, depuis le simple repas jusqu'au séjour de plusieurs jours aux États-Unis. La transparence est certes préférable à l'obscurité, mais qu'en tire-t-on ? Cela évite peut-être quelques abus, mais cela ne brise pas le lien de dépendance.

Il faut que les pouvoirs publics soient logiques avec eux-mêmes : s'ils considèrent utile que les médecins se rendent dans des congrès, ils devraient prévoir le budget nécessaire. Vous me direz : pourquoi le directeur général de l'AP-HP ne le dégage-t-il pas lui-même ? À cause d'un calcul rapidement fait. S'il nous fallait autoriser chaque médecin à disposer d'un budget lui permettant de se rendre dans deux congrès internationaux par an, il faudrait en moyenne environ 5 000 euros par médecin. 10 000 médecins plein-temps exercent à l'AP-HP. Il faudrait donc trouver 50 millions d'euros sur notre budget. Que devrait-on supprimer à la place ? 1 000 postes d'infirmières ? 500 postes de médecins ? Réduire d'autant le budget des médicaments pour les patients ? Il n'est pas possible de dégager une telle somme.

C'est un sujet de discussion régulier avec les industriels. Ils n'aiment pas qu'on leur rappelle que le système est d'autant plus inique que ces sommes proviennent en réalité déjà, en grande partie, de nos propres budgets. L'argent des laboratoires provient de la vente des médicaments. Les médicaments sont très majoritairement remboursés par la Sécurité sociale. Quand un laboratoire invite un médecin, il le fait avec les marges qu'il dégage sur les médicaments vendus et pris en charge par la Sécurité sociale. On pourrait donc légitimement demander aux laboratoires de cesser de financer directement les médecins, mais de consacrer les mêmes sommes à un fonds, géré par les pouvoirs publics et les professionnels, finançant l'ensemble de ces dépenses. Cela ne leur coûterait pas plus cher ; seule la tuyauterie serait modifiée, ce qui changerait tout.

Cette question des congrès et des déplacements n'est peut-être pas la plus importante, mais elle est certainement l'une des plus emblématiques. Car si les pouvoirs publics jugent ce problème insoluble, si les médecins estiment que c'est normal aux yeux de tous, toute pédagogie des conflits d'intérêts est vaine. Considérer cette pratique comme normale, c'est en inférer qu'il n'existe aucune dépendance dans le fait de voyager, pour ses besoins professionnels propres, aux frais d'un industriel. S'il n'y a pas de dépendance dans cette pratique, c'est toute la notion de conflit d'intérêt qui est mise à bas et toute stratégie de prévention qui est fragilisée.

C'est pourquoi il faut se hâter d'y répondre et poursuivre sur le chemin. Prenons une autre illustration.

Un jour, un chirurgien me propose de passer, un samedi matin, à l'hôpital où se tient une formation des jeunes internes et chefs de clinique aux nouvelles techniques chirurgicales. Il me fait valoir que ce serait une marque de reconnaissance pour les organisateurs comme pour les jeunes médecins que de voir le directeur général s'y intéresser et dire quelques mots. J'accepte volontiers. La formation, qui se tient dans des locaux de l'hôpital, est dispensée par des médecins de l'AP-HP, mais les petites viennoiseries, les boissons sont financées, comme cela est indiqué sur de belles pancartes, par l'industriel qui commercialise les robots chirurgicaux. La formation est d'ailleurs principalement axée sur les perspectives ouvertes en chirurgie par les robots. Une petite démonstration est organisée, le plus habile des jeunes chirurgiens étant récompensé par un prix… offert par le fabricant de robots. Lors de l'échange que j'ai avec les chirurgiens en formation, deux questions reviennent le plus fréquemment : d'une part, leur inquiétude face à une « politique trop stricte » en matière de conflits d'intérêts... qui empêcherait une telle journée de se tenir ; d'autre part, une politique trop restrictive en matière d'achat de robots, dont il faut rappeler que chacun coûte environ 2 millions d'euros !

Il s'agit d'un cas d'école : alors qu'une telle journée est principalement financée par l'AP-HP, la cinquantaine de jeunes chirurgiens en formation est persuadée qu'elle ne pourrait pas se tenir sans l'aide décisive du fabricant de robots, auquel ils expriment leur reconnaissance sans imaginer le moins du monde que la participation de l'industriel à cette journée de formation peut influencer leur propre jugement sur l'usage du robot.

JAMA, la grande revue médicale de l'association des médecins américains, a récemment consacré un numéro spécial à la question des conflits d'intérêts[1], en se fondant sur des études et des enquêtes réalisées au cours des dernières années. Les conclusions sont sans ambiguïté : même des cadeaux modestes (comme des repas) ont une influence sur la prescription, car « même

---

1. *JAMA*, « Conflict of interest theme issue », 2 mai 2017, volume 317, N° 17.

les petits cadeaux induisent inconsciemment un sentiment de gratitude et de réciprocité ». De même, comme le montre *JAMA*, une organisation plus stricte de la « visite médicale », mieux encadrée, réduit les prescriptions : quand les visiteurs médicaux ont libre accès aux services de médecine, les prescriptions des médicaments augmentent !

La situation en santé est paradoxale ; elle ressemble d'ailleurs de très près à ce qui se passe dans le monde politique. Un scandale provoque une vague d'indignations, qui suscite l'engagement ardent de la classe politique d'apporter des réponses sur le thème « plus jamais ça ». De nouvelles mesures sont annoncées avec tambours et trompettes, mais, à la fin, des mesures de compromis sont adoptées. Moins le problème est traité au fond, plus les procédures sont compliquées, comme si on voulait se donner bonne conscience et afficher sa sévérité. Davantage une sévérité de façade qu'une réelle politique de prévention. Il n'est d'ailleurs pas rare de provoquer l'effet inverse de celui escompté. La politique de prévention des conflits d'intérêts est décrédibilisée par des obligations tatillonnes.

C'est notamment ce qui a eu lieu après le scandale du Médiator, affaire emblématique, s'il en est, des dégâts qui peuvent être créés au sein d'un système sous influence. Pour en tirer les leçons, la logique aurait consisté à couper tout financement direct des médecins par un laboratoire pharmaceutique. Mais on s'est arrêtés à la transparence – on pourrait dire la transparence « contenue ». Certes, toutes les sommes versées par les laboratoires pour des invitations ont été publiées sur un site Internet... mais pas le montant des contrats d'honoraires, alors que les sommes en jeu sont nettement supérieures.

Tout se passe comme si l'objectif n'était pas d'en finir avec les conflits d'intérêts, mais de rendre ces conflits acceptables, on pourrait même dire présentables.

Pourquoi ne va-t-on pas plus loin ? Plusieurs explications s'imposent, qu'il nous faut reprendre.

La première, c'est qu'une partie des acteurs n'est toujours pas convaincue de la réalité des risques des conflits d'intérêts et ne perçoit pas les dépendances créées et les influences générées. Ceux-là pensent que la prévention des conflits d'intérêts n'est pas un « bien utile », mais un « mal nécessaire ».

La deuxième, c'est ce qu'on pourrait qualifier de « peur du vide ». Depuis des décennies, les équipes de recherche médicale ont été encouragées à se rapprocher de l'industrie. On a laissé cette dernière apporter des moyens que la puissance publique ne pouvait pas fournir ou ne se mettait pas en situation de fournir. Les apports de l'industrie sont devenus presque vitaux pour les équipes des hôpitaux et des laboratoires publics de recherche. Elles ont pris l'habitude de trouver, grâce à elle, un soutien pour mille et une choses : cela va de l'organisation de repas que l'hôpital ne sait pas payer à des déplacements, parfois des petites sommes nécessaires pour compléter les équipements, ou à des sommes plus importantes pour financer des postes de techniciens qui les aident dans leurs programmes de recherche. Arrêter cela du jour au lendemain remettrait en cause ce fonctionnement qui est devenu la norme. Et, faute de disposer des sommes de remplacement, il est plus facile de fermer les yeux et de nier les difficultés, jusqu'à ce qu'un nouveau problème surgisse.

Or, contrairement à ce que l'on pense trop souvent, la question des conflits d'intérêts n'est pas uniquement un phénomène monté en épingle par une presse avide de sensations. Pas plus qu'il ne s'agit d'une névrose de quelques personnes illuminées, menant une croisade au nom de la moralisation et poursuivant une quête malsaine de pureté.

En santé, la question des conflits d'intérêts est, beaucoup plus prosaïquement : d'abord un formidable facteur d'inflation des dépenses de santé. Beaucoup de prescriptions inutiles, d'utilisation massive des équipements, de surcoûts rattachés à des innovations qui ne le méritent pas s'expliquent par l'existence de conflits d'intérêts. Parfois, cela peut se révéler dangereux pour la santé publique. Derrière chacun des drames des dernières décennies se cache une question de dépendance, d'influence.

Cette question ne se traitera pas par la seule transparence. Elle nécessite de revoir profondément les relations entre la recherche publique et l'industrie, entre les médecins et les industriels.

À l'AP-HP, nous avons amorcé le mouvement. En premier lieu, nous avons rappelé une règle depuis longtemps oubliée, rarement appliquée. Nul agent public ne peut percevoir une rémunération d'une entreprise privée sans y avoir été expressément autorisé par son employeur. Nous avons, théoriquement, le droit de refuser toute rémunération provenant des industriels de la santé. Mais si nous appliquions cette règle, nous provoquerions un véritable tollé et une hémorragie de médecins. C'est déjà un progrès de rappeler qu'une autorisation est requise, même si celle-ci est, la plupart du temps, accordée.

La deuxième chose importante fut de modifier notre règlement intérieur pour encadrer la visite médicale davantage que ne le faisaient les textes généraux en vigueur. En pratique, nous avons interdit le tête-à-tête entre un représentant d'un laboratoire pharmaceutique et un médecin. Les laboratoires peuvent venir présenter leurs produits, mais ils doivent le faire à l'initiative des professionnels de l'AP-HP, sous le regard d'un médecin « senior », réputé moins influençable, et dans un cadre organisé et collectif. Nous n'avons pas besoin du « colloque singulier » entre l'industriel et le praticien. Cette modification est toute récente. Elle a provoqué une réaction de mauvaise humeur de la part du syndicat de l'industrie pharmaceutique, mais elle constituera un progrès.

La troisième mesure fut de commencer à négocier des conventions globales avec les industriels dans le domaine de l'innovation. Pour passer d'un système où un industriel contracte directement et individuellement avec un médecin qu'il rémunère, dont il guide les travaux, à un système où l'institution elle-même deviendrait partenaire de l'industrie pour codévelopper des médicaments.

Mais il reste plusieurs pas à accomplir. Et ces pas, nous ne pouvons les faire tout seuls. Le plus important serait de financer par de l'argent public les déplacements et les inscriptions dans les congrès. Nous l'avons évoqué plus haut. Cela nécessite une somme qui ne représente que 0,5 % de notre budget, mais que nous ne pouvons pas dégager nous-mêmes. Nous avons tenté de convaincre les laboratoires d'abonder un fonds qui serait géré conjointement par l'hôpital et des représentants de l'ensemble des laboratoires, mais un seul laboratoire s'est prononcé en faveur de cette solution, qu'il a d'ailleurs mise en œuvre de sa propre initiative. Si les laboratoires ne veulent pas le faire, nous ne pouvons pas les obliger. Il revient donc aux pouvoirs publics soit d'imposer cette solution, soit de mettre en place les financements publics nécessaires. Psychologiquement, une telle mesure serait salutaire et changerait les états d'esprit. Elle mettrait fin à cette situation où les médecins sont les « obligés » des industriels dont ils prescrivent ou utilisent les produits, ainsi ils pourraient reconquérir leur indépendance.

La deuxième limite à notre action provient du fait que, si un industriel peut rémunérer un médecin hospitalier pour réaliser des travaux qui lui sont utiles, l'hôpital n'a pas le droit de rémunérer ses propres médecins au-delà de leur salaire statutaire pour sa contribution à l'innovation. C'est la raison pour laquelle nous ne pouvons pas refuser les contrats passés directement entre les laboratoires et les médecins. Il serait pourtant, et de loin, préférable que l'AP-HP et un grand industriel s'engagent dans un partenariat et qu'une partie des sommes issues de ce partenariat, sous le contrôle de l'employeur, soit reversée aux médecins qui s'y impliquent. Le Dr X ne serait plus le salarié de l'entreprise A, mais serait rémunéré par son hôpital pour participer à un programme d'études dans le cadre d'un partenariat entre l'hôpital et l'industriel. Il ne s'agit pas d'une simple nuance, mais d'un gain considérable en matière d'indépendance.

La troisième mesure consisterait à rendre toutes les actions de formation indépendantes de l'industrie, parce que l'on sait que la formation peut être facilement influencée par celui qui la finance.

Avec ces trois mesures, la nature des relations entre les industriels et les médecins hospitaliers serait profondément modifiée. Cela ne veut pas dire que les partenariats seraient interdits, qu'ils seraient moins fréquents, mais ils seraient différents, et ne reposeraient plus sur un lien financier direct entre l'industriel et le médecin.

Je suis persuadé que de telles mesures seraient utiles pour rétablir la confiance. Prenons le débat sur la vaccination, que Marisol Touraine avait amorcé, lorsqu'elle était ministre de la Santé, en demandant au professeur Alain Fischer un rapport sur le sujet. Son successeur, Agnès Buzyn, s'est, aussitôt en fonction, nettement et courageusement engagée en faveur de la vaccination obligatoire pour les principales maladies infantiles. Cette position est soutenue par tous les acteurs de la santé publique. Le bénéfice-risque de la vaccination est bien évidemment en sa faveur. Les vaccins sont à l'origine de grands progrès pour la population. Ils ont sauvé des millions de vies humaines. Face à chaque maladie, on aimerait pouvoir disposer d'un vaccin. Les spécialistes du sida considèrent que la vraie victoire contre cette maladie viendra le jour où l'on aura mis au point un vaccin, résultat qui n'a pas encore été obtenu malgré de considérables efforts de recherche. On parle, fréquemment, d'un hypothétique vaccin contre le cancer.

Pourtant, les opposants aux vaccins sont nombreux et la population est de plus en plus réticente à faire vacciner des enfants. Les médecins ne sont pas suffisamment crédibles pour convaincre l'ensemble des parents et certains médecins se joignent aux opposants de la vaccination.

Il est absurde de consacrer tant de ressources à la santé, de dépenser beaucoup d'argent pour la recherche médicale, si on refuse d'utiliser les meilleures armes préventives que des décennies de recherche ont permis de mettre au point.

Parmi les opposants aux vaccins, on distingue ceux qui pensent que l'aluminium, utilisé comme excipient, est nocif ; ceux qui connaissent quelqu'un qui connaît quelqu'un qui a entendu parler d'un accident grave de vaccination. L'ensemble de ces oppositions est soutenu par une petite musique : et si ceux qui recommandaient la vaccination étaient, en réalité, mus par des intérêts commerciaux ? Si ces recommandations, présentées comme motivées par la santé publique, s'expliquaient par des conflits d'intérêts ? Si les experts étaient, en réalité, à la solde des laboratoires ? Et ce mouvement « pro-vaccinal », une manière de permettre aux laboratoires de gagner plus d'argent ?

Ces insinuations font mouche. Elles sont parfois étayées par quelques faits. Ainsi, quand l'OMS a recommandé une grande campagne de vaccination contre la grippe, de nombreuses accusations lui ont reproché de s'appuyer sur un comité d'experts dont une part non négligeable était rémunérée par les laboratoires producteurs de vaccins. Cela ne signifie pas que les avis qu'ils ont rendus étaient viciés, mais cela a comme conséquence qu'il est impossible de lever toute suspicion sur l'indépendance de leur expertise.

Il est probable que des mesures vigoureuses pour lutter contre les conflits d'intérêts seraient d'une grande utilité pour renforcer la politique vaccinale et redonner confiance à la population dans des experts qui ne seraient pas entachés de suspicion.

La nécessité de réhabiliter les vaccins s'accompagne d'une belle occasion de faire d'une pierre deux coups : promouvoir des outils de santé publique indispensables, susceptibles de sauver de nombreuses vies, et éviter le retour de maladies qui ont pu être contenues jusqu'à présent ; assainir les relations entre les experts et les industriels et renouer le fil de la confiance qui s'est distendu.

À la reconquête
de la reconnaissance

Quel besoin rencontre-t-on chez les riches et chez les pauvres, les puissants et les misérables ? Chez ceux qui captent la lumière comme ceux qui restent dans l'ombre ? Chez les ultradiplômés et les sans-grade ? Chez les dirigeants les plus prestigieux et les employés les plus modestes ? Chez les cadres et les encadrés ? Chez les anonymes et les célébrités ? Chez ceux dont les journées sont de grands vides comme chez ceux dont les emplois du temps sont des trop-plein ?

Ce besoin qui les motive ou qui les frustre, qui leur permet de se transcender ou qui peut les abattre, ce manque qui peut les faire descendre dans la rue, démissionner, déprimer, est celui de la reconnaissance. Aussi inextinguible qu'un manque d'eau au milieu du Sahara : ne parle-t-on pas d'ailleurs de « soif » de reconnaissance ?

Il est impossible de comprendre l'hôpital sans faire un détour par ce concept.

Quand on visite des hôpitaux, qu'on s'arrête dans un service pour discuter avec les équipes, c'est la quête première : « Nous voulons être reconnus. » Quand l'hôpital gronde, quand la colère monte de ses entrailles, c'est l'absence de reconnaissance qui s'exprime. « Nous ne sommes jamais reconnus. » Par notre hiérarchie, par la société, par notre tutelle, par notre ministre, parfois même par les patients.

Quand un sourire s'esquisse sur le visage d'une infirmière, en présence de son directeur général, cela exprime qu'elle s'est sentie reconnue dans les moments qu'on a partagés avec elle, dans l'écoute que l'on a manifestée, avec les quelques mots que l'on a prononcés, dans les encouragements que l'on a prodigués. Lorsqu'on n'est pas reconnus, on se sent au mieux ignoré, mais souvent méprisé, nié dans son rôle et, partant, dans sa propre existence.

Cette soif inextinguible, je l'ai toujours rencontrée. Si elle me semble particulièrement marquée à l'hôpital, je l'ai croisée chez ces jeunes en service civique, chez des allocataires du RMI, chez des exclus de l'emploi et, bien évidemment, à Emmaüs.

Rien d'étonnant à trouver cette quête parmi les plus pauvres, les plus isolés, les plus vulnérables ; non reconnus, parce que tout simplement ignorés, invisibles, privés d'estime, « moins que rien » ou « sans valeur ». Avant tout, le génie de l'abbé Pierre fut de discerner ce besoin et d'y apporter une réponse à la fois évangélique – « aide-moi à aider », plutôt que « laisse-moi t'aider » – et économique, en rendant accessibles les activités de récupération et de recyclage à des personnes exclues de la société. D'où la métaphore que nous filions sans cesse : « Redonner une valeur aux hommes qui redonnent de la valeur aux objets. » Les compagnons d'Emmaüs étaient devenus compagnons parce qu'ils n'avaient plus de valeur dans la société. La société estimait que leur vulnérabilité – qu'elle vienne de l'alcool, de la prison, de la misère, de la rue ou de tout cela à la fois – les rendait incapables de travailler, au sens où il n'y avait aucune chance que leur travail soit rentable. Ces hommes ne pouvant pas être économiquement rentables, ils n'avaient donc aucune valeur sociale. L'originalité de la réponse de l'abbé Pierre fut, non de les accueillir, non de se contenter de leur donner asile, mais de les faire travailler, en adaptant le travail à leurs capacités. Il abaissait la barre de l'exigence que la société avait fixée à un point trop haut pour leur être accessible. Combien de fois avons-nous vu arriver des gars qui venaient de la rue, convaincus que tout travail était à jamais hors de leur portée ? Or chacun d'eux pouvait apporter une contribution, aussi minime soit-elle, au besoin de la communauté. Certes, cela a été rendu possible en s'affranchissant en partie des contraintes du coût du travail, telles qu'elles existent sur le marché de l'emploi classique. La rémunération n'était pas la même, le système de protection sociale était adapté et moins cher pour une communauté Emmaüs que pour une entreprise, et le « contrat » qui lie le compagnon à la communauté ne relevait pas du Code du travail mais d'un code interne d'une plus grande souplesse. Tous ces accommodements n'auraient pas été tolérables s'ils avaient été la règle sur l'ensemble du marché du travail, mais ils devenaient salutaires quand il s'agissait de gérer des exceptions. Car ils redonnaient de la valeur à des compagnons qui étaient la véritable force de travail des communautés, qui ne dépendaient ni de l'aide publique ni de la charité.

C'est à partir de cette expérience que je me suis forgé de solides convictions sur ce que signifiait la lutte contre l'exclusion. J'ai souvent été interrogé sur sa finalité : donner du travail à chacun ? Donner un toit ? Donner un salaire ? Faire franchir le seuil de pauvreté ? À mes yeux, la finalité qui transcende toutes les autres, c'est : « Donner à chacun un rôle utile dans la société, qui lui permette une existence digne. » Car il n'y a pire violence que de renvoyer à quelqu'un le sentiment de son inutilité. « Je n'ai pas besoin de toi » ou « La société n'a pas besoin de toi » est la phrase la plus brutale qui puisse être prononcée. C'est la première des exclusions.

Plus étonnant, cette quête de reconnaissance, je l'ai rencontrée chez mes collègues ministres, lorsque j'étais au gouvernement, chez les plus grands patrons, lors d'échanges avec certains d'entre eux, comme s'il n'y avait ni seuil ni plafond à ce besoin. L'envolée des plus hauts salaires s'explique probablement davantage par un certain rapport symbolique à la reconnaissance que par des besoins gigantesques de satisfaction matérielle. Ce n'est pas l'argent, ce n'est pas le pouvoir, ce n'est pas le confort, qui est le moteur principal, c'est autre chose qui transcende tout. L'argent, le pouvoir, le confort peuvent être des produits de la reconnaissance, des produits dérivés, pourrait-on dire. Mais il n'y a pas de produit de substitution.

On parle souvent d'une société en quête de sens... J'ai le sentiment de vivre avant tout dans une société en quête de « reconnais-sens ». (Difficile de trouver le sens, quand on n'a pas obtenu la reconnaissance).

Ce besoin est tellement universel qu'il doit puiser ses racines bien loin. Toutes les religions, toutes les mythologies ne jouent-elles pas sur cette notion ? Ce sont ces dieux qui se déguisent, ou qui prennent l'apparence d'un animal pour ne pas être démasqués ou pour que seul l'Élu les reconnaisse. C'est Jésus qui prend l'apparence d'un mendiant et qui teste ainsi les hommes pour savoir lesquels le reconnaîtront. En échange, Dieu « reconnaîtra » les siens. C'est Ulysse qui rentre à Ithaque avec ses guenilles. Personne ne l'identifie, à part son chien fidèle, avant qu'il ne se fasse reconnaître par son fils Télémaque[1]. C'est Œdipe qui ne reconnaît pas son père Laïos, avant de le tuer, père qui lui-même ne l'avait pas reconnu au moment de sa naissance.

En littérature, c'est le comte de Monte-Cristo qui retrouve ses persécuteurs, quatorze ans après avoir été victime d'un complot, sans qu'aucun d'entre eux, à l'exception de sa fiancée Mercédès, ne le reconnaisse, jusqu'au moment où il choisit de dévoiler son identité. Et plus récemment, c'est le succès de la chanson de Balavoine qui est l'une des plus parfaites odes à la reconnaissance : « Et partout dans la rue, j'veux qu'on parle de

---

[1]. Ce processus de reconnaissance d'Ulysse de retour à Ithaque est particulièrement bien analysé par Paul Ricœur in *Parcours de la reconnaissance*, Stock, 2014.

moi, que les filles soient nues, qu'elles se jettent sur moi, qu'elles m'admirent, qu'elles me tuent, qu'elles s'arrachent ma vertu. »

Toute la société s'est donc construite sur ce sentiment. En créant les signes visibles de reconnaissance. Ceux que l'on impose : ce sont les esclaves qu'on marque en signe d'appartenance. C'est la fleur de lis, qui flétrit la peau pour identifier à vie ceux qui ont flétri leur honneur et l'honneur de la société. C'est l'étoile jaune. Mais il y a les signes que l'on choisit : ce sont ces décorations qu'on arbore à la boutonnière. L'essor des tatouages à l'époque moderne n'est-il pas le meilleur symptôme d'une société en quête de reconnaissance ? Comme si sa propre apparence naturelle ne suffisait pas à être reconnu : puisque la société ne vous offre plus les « marques de reconnaissance » auxquelles vous pouvez prétendre, c'est vous qui les marquez sur vous.

Le besoin de reconnaissance est si consubstantiel à l'homme que l'on pourrait considérer qu'il joue un rôle symbolique aussi important qu'en biologie. Il est d'ailleurs tentant de filer cette métaphore biologique. Chez les êtres vivants, le système immunologique joue un rôle fondamental. Il nous protège contre les maladies, contre les agressions. Or qu'est le système immunologique, sinon un système sophistiqué de reconnaissance, ce qui permet de distinguer le soi du non-soi ? On reconnaît le soi et on l'accepte. On reconnaît le non-soi et on le rejette. Le non-soi fait sécréter des anticorps. Le corps étranger provoque une réaction allergique. Cela ne vous évoque rien ? Ce que nous vivons au regard de l'immigration, des migrants, du racisme, n'est-ce pas une sécrétion d'anticorps générés par des « corps étrangers » non reconnus ou précisément reconnus comme étrangers ? Une manifestation d'allergie, en d'autres termes. La science de la reconnaissance, dans la compréhension des phénomènes humains, c'est la traduction en sciences sociales de l'immunologie, la science du système immunitaire, pour les biologistes.

Autorisons-nous aussi un petit détour par la philosophie. Car ce besoin de reconnaissance, si concret, si palpable, si présent, qui s'exprime chaque jour, a déjà été analysé par les plus grands philosophes. C'est le fondement de la philosophie hégélienne. Hegel est le premier philosophe à utiliser pleinement le terme de reconnaissance et à théoriser la lutte pour l'acquérir. Chez Bergson, le rire sera le propre de l'homme. Chez d'autres philosophes, c'est la conscience de soi. Pour Hegel, c'est la reconnaissance, le besoin de reconnaissance par autrui. Il en distingue trois formes : la reconnaissance juridique, qui a mis tant de temps à s'établir. L'abolition de l'esclavage, l'obtention de la citoyenneté pour les juifs ou le vote des femmes sont des étapes importantes dans cette quête. La reconnaissance par l'amour, ou l'amour tout simplement comme reconnaissance, que l'on considérera comme hors sujet pour nous, mais que l'on retrouve comme l'une des sources d'inspiration les plus importantes des œuvres romanesques, à travers les âges et les cultures. La reconnaissance collective, enfin, ou l'estime sociale, qui est au cœur de notre réflexion.

Axel Honneth, de la fameuse école de Francfort, partant de l'analyse de Hegel, construit ainsi ce qu'il appelle la logique morale des conflits sociaux. « L'esprit doit en effet être constitué de telle manière qu'il ne se réalise pleinement qu'en se sachant reconnu par d'autres ; or cette reconnaissance, l'individu ne peut s'en assurer que dans l'élément du conflit, en faisant l'expérience de la réaction pratique par laquelle l'autre répond à un défi délibéré, voire à une pure provocation[1]. » En d'autres termes, de la même manière qu'on se pince pour avoir la preuve qu'on est en vie ou en éveil, et non pas mort ou dans un rêve, et qu'on a besoin de ressentir la

---

1. Axel Honneth, *La Lutte pour la reconnaissance*, Folio essais, 2013, p. 51.

douleur, pour montrer qu'on existe, le corps social aurait besoin de s'affronter à l'autre – en l'occurrence, au pouvoir – pour vérifier qu'il est bien reconnu et non pas méconnu ou inexistant et pour aller chercher ou déplacer les limites de sa reconnaissance. On ne naît pas reconnu, on le devient. La reconnaissance s'acquiert ou se conquiert. En quelque sorte, on passerait du « *Cogito ergo sum* » de Descartes – je pense donc je suis – au « *Confligo ergo sum* » – je lutte donc je suis – qui pourrait être la version hégélienne de l'existence.

Si la question de la reconnaissance accompagne l'humanité depuis toujours, comment défendre le fait que, dans la société contemporaine, cette question se pose en des termes nouveaux ? Le manque de reconnaissance est-il un phénomène contemporain, émergent ou réémergent, comme les troubles musculo-squelettiques ? Ou bien ce besoin vieux comme l'humanité prend-il simplement des formes d'expression différentes, adaptées aux problématiques de notre société ?

Je n'aurai pas la prétention de savoir répondre à cette question. Mais j'aurais tendance à penser qu'une société où les catégories sociales sont moins distinctes, où la place du travail est moins claire, où les corps intermédiaires s'estompent, où les inégalités s'accroissent à ses deux extrémités, entretient un besoin de reconnaissance qui, s'il n'est pas supérieur à ce qu'il a pu être, se pose certainement dans des termes renouvelés.

Les soignants auraient-ils un besoin particulier de reconnaissance ? C'est probable. Leur vocation, d'abord, peut en être elle-même une quête. Reconnu comme celui qui soigne, celui qui guérit, qui détecte les symptômes, la maladie. La première étape du soin, c'est la reconnaissance.

Il y a quelque chose de symptomatique dans l'univers hospitalier. Comment appelle-t-on les infirmières, les aides-soignantes, les agents hospitaliers, les agents administratifs de tout grade ? Ils représentent une catégorie nommée ou plutôt non nommée « personnels non médicaux ». Quelle violence dans cette non-appellation ! Des catégories entières, les plus gros bataillons de l'hôpital, la majorité des forces vives ne sont pas définis positivement mais le sont par leur « non-qualité ». Quelle meilleure absence de reconnaissance pourrait-on délivrer ? On les appelle les « PNM » : on compte les PNM, il y a un excès de PNM, on va ajouter des PNM, on fait des tableaux de PNM. Comme si, dans une industrie, on évoquait les « non-ingénieurs »... Leur seul équivalent, dans la société, d'une catégorie entière définie par la négative, ce sont les sans-papiers ou les sans-domicile fixe.

On peut trouver, certes, une explication rationnelle à cette définition en creux. Aucune définition ne les contient tous. On ne peut pas les réduire aux « paramédicaux » (ce qui est mieux, sans être parfait, puisqu'on les assigne non comme eux-mêmes, mais parce qu'ils sont à côté des médecins, para-médecins), mais tous ne sont pas « paramédicaux », au sens des « professions paramédicales » : les paramédicaux incluent les infirmières et les aides-soignantes, ou des professions spécialisées, pas les personnels administratifs, techniques ou ouvriers. De même, tous ne sont pas des « personnels soignants », certains d'entre eux ne participant qu'indirectement aux soins. Cette question a ressurgi récemment à l'AP-HP, tandis qu'au cours d'un comité d'hygiène et de sécurité du travail, début septembre 2017, nous examinions le bilan social de notre établissement. L'un des représentants du personnel s'est insurgé contre le terme de « Personnel non médical ».

J'ai confirmé ma volonté de nous débarrasser de cette appellation et de bannir l'usage de cette négation de catégories entières de la communauté hospitalière. Nous avons eu un premier échange sur ce qui pourrait le remplacer. Le plus logique serait de parler de « Personnels administratifs, techniques, ouvriers et soignants », mais nous avons hésité à consacrer un terme dont l'acronyme serait « PATOS » pour désigner les forces vives de l'hôpital !

Nul doute, cependant, qu'il s'agit là d'une condition de la politique de reconnaissance à construire. Celle qui nomme, celle qui donne la première marque de la reconnaissance, celle de l'identité, avant même celle de la valeur ou de l'estime.

Trouver une appellation aux « non-médicaux » ne va pas d'emblée changer le sentiment de non-reconnaissance des infirmiers et des aides-soignantes. Quand nous procéderons à cette révolution sémantique, cela suscitera probablement des railleries : « On ne nous paye pas de mots. » Je ne me fais guère d'illusion. Mais je suis sûr que, dans quelques années, tout le monde se demandera comment on a pu tolérer jusqu'au début du XXIe siècle, jusqu'en 2017 cette définition négative, en creux, des personnels soignants.

En attendant, pas étonnant qu'il y ait une soif particulière de reconnaissance de ces « non-médicaux ». Comme si l'appellation symbolisait un rapport de domination, l'existence de privilèges, une notion de caste. Il faut dire qu'il existe une sorte de barrière étanche entre les médecins et les autres catégories. Un agent hospitalier peut devenir directeur d'hôpital – trop rarement, certes –, mais il ne peut pas devenir médecin. Une infirmière peut devenir cadre, directrice – l'actuel directeur des ressources humaines de l'AP-HP a commencé sa carrière comme infirmier –, mais elle ne peut pas devenir médecin, sauf à reprendre de zéro la médecine. Il y a quelques rares exceptions.

Créer ou rendre moins anecdotiques ou exceptionnelles les passerelles qui permettent à des infirmiers ou des infirmières de devenir médecins relève d'un enjeu particulièrement symbolique. Non pas pour dire que « médecin » est le couronnement d'un parcours, l'Ultima ratio, le Graal, mais pour mettre fin à cette organisation en caste, pour que les « non » puissent devenir « oui ».

Remarquons que les médecins eux-mêmes recherchent cette reconnaissance, pour leur rôle indispensable, pour ce qu'ils font d'exceptionnel. Ce besoin, on le retrouve d'ailleurs, en médecine de ville, avec la question des honoraires. Depuis des années, on entend cette plainte du médecin exprimée ainsi : « Le tarif de ma consultation n'est pas plus élevé que celui de mon coiffeur », comme la négation suprême de leur niveau d'études, de leur rôle dans la société, du service qu'ils rendent, de la médecine elle-même. « Et quand je me déplace au domicile du malade, je suis moins bien payé que le plombier auquel je fais appel. »

On peut se demander si ce besoin ne trouve sa satisfaction que dans des réponses monétaires. De ce point de vue, il est utile de raconter comment nous nous sommes trouvés à front renversé pendant les attentats de novembre.

J'avais été d'emblée frappé par la mobilisation spontanée des personnels qui sont revenus, restés, qui ont accouru, appelé, tous répondu présent, merveilleusement présent. Bien sûr, nous avons salué cette mobilisation. Et nous avons cherché les gestes qui pouvaient exprimer notre gratitude. Très rapidement, je me suis dit qu'il fallait que cette reconnaissance ne soit pas simplement des mots. S'il n'y avait que le verbe, ne nous dirait-on pas que nous étions mesquins ? J'ai pensé à celles qui avaient dû faire garder leurs enfants, qui avaient engagé des frais de transport, qui avaient peut-être perdu une place de concert, de théâtre, une réservation parce que leur sens du devoir leur disait de venir. Il n'y avait aucune raison de les pénaliser. J'ai tout de suite considéré qu'il fallait envisager une compensation monétaire en complément, en appui des mots. Que la reconnaissance ne devait pas être seulement verbale. Aussi, quand la ministre m'a demandé comment elle pouvait aider l'AP-HP, mobilisée sans répit depuis le 13 novembre au soir, j'ai répondu que j'étais preneur d'une somme permettant de donner une prime, une rémunération exceptionnelle à celles et ceux qui s'étaient mobilisés, également de manière exceptionnelle. La ministre a immédiatement accepté et, comme nous avions dans les premiers jours des difficultés à évaluer le nombre de personnes qui devait émarger à cette prime, nous avons même eu, fait rare, une enveloppe généreusement calculée, quitte à ce qu'on rende compte a posteriori de son usage. Eh bien, jamais prime – d'ailleurs maladroitement qualifiée de « gratification » – n'a été aussi mal reçue. « Nous n'avons pas besoin d'une aumône », ai-je entendu, alors même que des organisations syndicales l'avaient demandée. Comme si cette forme de mobilisation n'avait pas besoin de cette forme de reconnaissance.

Je ne regrette rien et je pense que, si c'était à refaire (la dernière chose que je souhaite), je le referais et le redemanderais. Je suis persuadé que si nous ne l'avions pas fait, le reproche inverse nous aurait été adressé : « Vous n'êtes pas avare de mots, mais on ne se paye pas de mots. » En tout état de cause, ce geste me semblait justifié. Il n'était d'ailleurs pas démesuré. Nous avons choisi de rémunérer une demi-journée de plus par journée exceptionnelle, pour des agents qui n'avaient pas compté leurs heures, qui n'avaient pas prétexté de leur période de repos pour ne pas venir.

Comment travailler sur la reconnaissance à la tête de l'AP-HP ? Abordons d'abord celle exprimée par les patients. Un jour que je visitais un établissement de l'AP-HP, je fis allusion, devant l'équipe de réanimation qui m'accueillait, à une lettre de patient, que j'avais lue par hasard la veille de ma visite, et qui se plaignait de son séjour dans ce service. Il avait de quoi se plaindre. Un interne lui avait prescrit à vie un traitement destiné à un autre patient et avait oublié le traitement antibiotique préconisé. Le patient en avait côtoyé un autre infesté de bactéries résistantes. Son opération avait dû être refaite. La réaction de l'équipe m'amusa : « Vous nous parlez d'une lettre de plainte. Mais nous recevons plein de lettres de remerciements... qui ne remontent pas jusqu'à vous. » Je leur ai dit de m'en transmettre et que cela me ferait plaisir de les lire !

Cette reconnaissance existe et contribue à la motivation des soignants. Mais, comme le montre l'anecdote précédente, pour avoir de la valeur, encore faut-il que cette « reconnaissance soit reconnue ».

Cette « reconnaissance » est-elle en quantité finie ou en quantité infinie ? Y a-t-il une concurrence ou peut-on la partager ?

La question la plus délicate est de savoir ce qui peut répondre à ce besoin. Il y a probablement trois types de réponses : la reconnaissance symbolique, la reconnaissance opérationnelle et la reconnaissance monétaire.

La reconnaissance symbolique est celle qui s'exprime par des mots, des marques, des attentions. Elle n'est pas négligeable. « J'ai été cité dans un discours lors de l'inauguration, ce qui montre que l'on reconnaît mon rôle. On n'a pas parlé seulement des chefs et des médecins. On s'est adressé à moi. On m'a dit bonjour. On connaît mon nom. On sait en quoi consiste mon travail. » Nous sommes dans un pays où l'on n'attache pas suffisamment d'importance à ces marques. Dans certains pays, tout le monde s'appelle par son prénom, sans qu'on affuble de titre ceux qui en ont ou que l'on distingue, dans la manière d'appeler, les uns ou les autres, en fonction de la catégorie professionnelle. À l'étranger, des établissements affichent les photos des équipes, de l'infirmière de la semaine ou d'autres marques de reconnaissance, qui, chez nous, seraient considérées comme paternalistes. Nous avons donc globalement un déficit de reconnaissance symbolique, pour des raisons culturelles probablement, mais qui contrastent avec ce qu'on trouve dans de nombreux pays étrangers. Il faut trouver à les réinventer. Nous avons ainsi récemment créé un label « hospitalité » pour les services de l'AP-HP, qui peuvent prouver qu'ils satisfont à certaines conditions dans leur accueil du patient. Les équipes doivent être volontaires pour cette démarche. Elles sont nombreuses à s'inscrire et sont fières d'obtenir le label et de l'afficher. L'objectif premier n'était pas de provoquer de la fierté, mais de pouvoir offrir des garanties aux patients. Mais cette fierté est le bon effet secondaire, l'effet secondaire désirable. Elle ouvre la voie à d'autres démarches permettant à chacun d'afficher la reconnaissance obtenue par l'institution pour le travail qu'elle réalise.

La reconnaissance opérationnelle est celle qui conduit à associer aux décisions, à faire jouer un rôle dans le pilotage de l'organisation, en l'occurrence de l'hôpital, du pôle ou du service. « Je suis reconnu parce que l'on m'a demandé mon avis et qu'on en a tenu compte. » « Je suis reconnu parce qu'on m'a confié une responsabilité et chargé de mettre en œuvre un changement. » Cela contraste avec les organisations où une partie des personnels n'a qu'à appliquer, et donc à subir. Là encore, nous ne sommes pas suffisamment bons pour octroyer à tous les moyens de déployer l'intelligence de pouvoir proposer, de pouvoir réaliser, au-delà de ce qui incombe à un agent, en fonction de la stricte définition de son poste, de son grade, de sa catégorie. Ce qui est encourageant, en revanche, c'est que ce besoin est pris en compte, y compris chez ceux qu'on avait tendance à considérer comme des grands mandarins. Lorsque nous nous sommes réunis tout au long du premier semestre 2017, avec l'ensemble des présidents de communautés médicales de l'AP-HP et les doyens des facultés de médecine, pour élaborer ensemble les principaux changements qu'il fallait conduire dans notre institution, cette idée est venue, défendue par des professeurs de médecine. Ils ont appelé cela le « new deal managérial » : un management des services hospitaliers qui fasse la part plus belle à la reconnaissance, à l'initiative, à la délibération collective. Reste à la mettre en œuvre...

La troisième reconnaissance est monétaire. « Dis-moi combien tu gagnes et je te dirai si tu es reconnu ! ». Elle est importante, bien évidemment. Elle est parfois revendiquée comme telle – « Vous croyez que je suis reconnu avec le salaire que j'ai ? » –, mais elle est souvent implicite. Il est fréquent que l'on demande de la reconnaissance sans exiger d'argent, mais que la question de la rémunération soit importante. Certains pensent que le besoin de reconnaissance monétaire est d'autant plus important que les autres signes n'existent pas. Et c'est en partie vrai. D'autres estiment, à l'inverse, que, comme ils ne peuvent ou ne veulent pas donner les marques monétaires, ils peuvent satisfaire les besoins de reconnaissance en multipliant les marques symboliques. C'est la tentation que l'on peut avoir quand le budget est contraint ou quand les statuts ne permettent pas de donner ce que l'on aimerait. Mais le plus souvent, on ne fait ni l'un ni l'autre. Conscient que l'on ne peut accéder au besoin de reconnaissance monétaire, on se refuse à travailler sur la reconnaissance symbolique, de peur d'être accusé d'en faire un pis-aller, un cache-misère. Du coup, les agents n'obtiennent ni l'une ni l'autre. Il me semble qu'il ne faut ni renoncer à la reconnaissance symbolique, sous prétexte que l'on ne peut satisfaire les besoins de reconnaissance monétaire, ni prétendre que la reconnaissance symbolique peut faire office de reconnaissance monétaire, mais qu'il faut travailler sur les deux registres.

On a vu plus haut que nous avons objectivement un problème français, en tout cas pour les infirmiers, puisque nous sommes l'un des rares pays de l'OCDE où le salaire moyen d'un infirmier hospitalier est inférieur au salaire moyen du pays.

Nous devons impérativement progresser simultanément sur les trois niveaux de la reconnaissance. L'avenir de l'hôpital tient aussi à sa capacité à produire de la reconnaissance.

Reconnaissance vis-à-vis de ses personnels, mais aussi à l'égard de ses patients. Dans ce domaine, nous ne sommes pas non plus en avance, par rapport à des pays comme le Canada, où les « patients experts » jouent déjà un rôle important. Il ne s'agit pas de considérer le patient comme un client, ou comme un usager, mais comme un acteur. Depuis l'irruption du sida au début des années 80, des progrès considérables ont été accomplis grâce aux associations militantes, devenues force de proposition, démontrant leur expertise et assumant des responsabilités pour combler les lacunes du système de soins.

Mais l'essentiel est à venir. Plusieurs initiatives récentes peuvent contribuer à donner de nouvelles formes à la reconnaissance des patients. Ainsi, nous menons, à l'AP-HP, le projet « Compare », une cohorte virtuelle de patients porteurs de maladies chroniques, à partir d'un site Internet qui leur est dédié. L'idée est que leur expérience peut faire progresser la connaissance des maladies et que les patients sont bien placés pour proposer eux-mêmes des pistes de recherche auxquelles les professionnels n'auraient pas pensé. Nous avons aussi l'ambition de partir des courriers des patients pour bâtir un enseignement à destination des professionnels de l'hôpital. J'avais été frappé par la qualité d'une réclamation rédigée par une patiente et son mari, relatant leur expérience dans l'un de nos hôpitaux. Elle était avocate, il était pilote de ligne, et tous deux ont ressenti le besoin de décrire leur séjour à l'hôpital à travers leur expérience professionnelle. Que se passerait-il dans un avion s'il se produisait les différents événements qui ont émaillé leur séjour ? Comment pourrait être décortiqué par un regard juridique l'ensemble des faits auxquels ils ont été confrontés ? Cette lettre apportait plus d'enseignements que nombre de rapports de consultants professionnels. Je me suis dit que partir de quelques courriers et témoignages de patients pour nous remettre en cause, mieux analyser nos faiblesses, trouver des solutions nouvelles pouvait être une bonne manière de faire des enseignements transversaux, aussi intéressants pour des médecins que pour des directeurs, des personnels infirmiers que des agents administratifs. Et que c'était une manière de reconnaître leur rôle dans l'évolution de l'hôpital.

La réponse au besoin de reconnaissance est donc probablement l'un des fils les plus importants à tirer pour repenser une institution comme la nôtre.

J'imagine, si Socrate revenait sur terre en ce début du XXIe siècle, qu'il ne mettrait pas longtemps, après quelques dialogues et moments de maïeutique, à compléter son « Connais-toi toi-même » par un « Reconnais-toi toi-même », à moins que cela ne soit par un « Reconnais-moi toi-même ».

Conclusion

Médecine personnalisée contre médecine dépersonnalisée ?

Il faudrait être fanfaron pour prédire les évolutions ou les révolutions que connaîtra la médecine dans les prochaines décennies. Nous pouvons les subodorer, les imaginer, les pressentir, mais pas les prévoir. Quelles maladies seront vaincues par les progrès thérapeutiques et préventifs ? Quelles sont celles qui surgiront ou resurgiront ? Quelles techniques rendront caduques les pratiques actuelles ? Quels médicaments viendront créer une rupture avec l'arsenal dont nous disposons ? Comment surmonterons-nous les phénomènes d'antibiorésistance de plus en plus préoccupants ? Serons-nous capables d'endiguer l'épidémie d'obésité ? Les maladies mentales nous livreront-elles leur secret ? La possibilité de cellules normales de devenir cancéreuses sera-t-elle bloquée ? Trouvera-t-on des parades contre les maladies dégénératives ? Déclencherons-nous nous-mêmes de nouvelles pathologies, liées aux nouvelles habitudes de vie, aux nouveaux matériaux, aux différentes technologies ?

Dans le domaine de la santé, les révolutions se sont rarement annoncées avec un préavis. Le rythme du progrès est irrégulier. Il procède davantage par sauts que dans un continuum. De même, les menaces ne surgissent pas toujours de là où l'on croit et celles contre lesquelles on se prépare ne se réalisent pas au moment où on les attend, comme on l'a vu avec la pandémie grippale annoncée.

Cette imprévisibilité oblige à conserver une certaine plasticité à notre système de santé, pour qu'il soit adaptable. Nous avons vu que c'est le cas à l'échelle d'un hôpital : il se passe plus de dix ans entre le moment où l'on décide de sa création et le jour de son ouverture. Si nous sommes obligés, pour construire, de prévoir dans les détails sa taille, son fonctionnement, ses équipements, nous savons qu'il devra pouvoir s'adapter à des changements considérables qui le modifieront en profondeur.

Mais nul besoin d'être devin ou prophète pour savoir que les prochaines années seront le théâtre d'une tension spectaculaire entre une médecine personnalisée et une médecine dépersonnalisée.

Qu'appelle-t-on la médecine personnalisée ? C'est celle où l'on ne parle plus d'une maladie, comme d'une donnée universelle, mais comme d'une maladie particulière chez un individu particulier, avec ses caractéristiques propres, génétiques et épigénétiques, innées et acquises. C'est celle où le traitement devient individualisé. Après l'époque des « blockbusters », ces médicaments pouvant concerner des centaines de millions de malades à travers le monde, que chaque laboratoire rêvait de découvrir, vient le temps du traitement sur mesure, adapté à chaque patient, parfois enrichi de ses propres cellules ou molécules. L'utilisation de plus en plus répandue du séquençage génétique ouvre la voie à cette médecine qualifiée de personnalisée, parce qu'elle s'adapte à chacun. C'est en même temps une médecine de précision, dont on peut penser qu'elle sera plus efficace pour chaque malade.

Pas un laboratoire pharmaceutique qui n'évoque son implication dans la révolution de la médecine personnalisée. Pas une semaine sans qu'ait lieu un colloque ou un congrès sur les enjeux de la médecine personnalisée.

Mais, dans le même temps, on voit les signes d'une autre tendance, aussi lourde, au moins aussi spectaculaire et que l'on pourrait qualifier de « dépersonnalisation » de la médecine.

Quelle est cette médecine dépersonnalisée ? C'est celle où les algorithmes des machines se substituent progressivement aux raisonnements humains, où le patient passe plus de temps en face d'un ordinateur ou d'un écran qu'en colloque singulier avec son médecin, où les « chat box » tiennent lieu d'interface entre les malades et les professionnels. Une médecine, donc, progressivement organisée sur des principes très différents, jonglant avec des quantités phénoménales de données produites par une diversité invraisemblable de capteurs et autres appareils de plus en plus miniaturisés, de plus en plus nomades, de plus en plus automatiques.

Entre le yin de la personnalisation et le yang de la dépersonnalisation, qui l'emportera ? Ou, plus exactement, saura-t-on éviter le pire de la personnalisation – une médecine qui deviendrait trop sélective, à force d'être individualisée – et recueillir le meilleur de la « dépersonnalisation », à savoir un usage des machines permettant de sécuriser la prise en charge sans la déshumaniser ?

C'est ce défi qu'il nous appartient de relever. Un hôpital n'est pas une entreprise, contrairement à ce que certains craindraient et d'autres souhaiteraient, au sens où il ne sert pas un objectif économique, mais est au service du patient. La richesse qu'il crée a un nom tout simple : la santé. Un hôpital n'est pas non plus une usine qui produit du soin, même s'il utilise une quantité gigantesque de technologies plus sophistiquées les unes que les autres, même s'il mouline des milliards de données, même s'il voit passer des millions de patients. Un hôpital est avant tout une construction humaine, qui traite de rapports interhumains. Ce n'est pas la technique médicale ou l'économie de la santé qui définit notre conception de l'humanité, c'est notre conception de la personne humaine qui doit dicter l'usage que nous faisons de la technique médicale et le sens que nous donnons à l'économie.

Cela suppose que nous partions des principes, des valeurs, de l'éthique pour faire vivre et évoluer nos hôpitaux, et plus généralement notre système de santé. Certes, il faut des mécanismes de régulation, qui sont même indispensables, mais il faut surtout une appropriation des enjeux par l'ensemble de la population, une organisation du débat, de la controverse qui permette à la finalité de primer sur les moyens, à la dimension humaine et personnelle de dominer la technique, aux choix collectifs d'orienter l'économie.

À l'AP-HP, où le besoin d'appropriation collective est fort, j'ai tendance à utiliser un beau terme grec « *oïkeiosis* », qui signifie « appropriation », avec la même racine que le mot « maison ».

S'il n'est pas possible de prévoir les progrès et les conséquences des innovations à venir, il est certain que l'avenir de la santé demain, personnalisée ou dépersonnalisée, humanisée ou déshumanisée, dépend de ce que la société est capable de décider, sans laisser les choix qui lui appartiennent relever des stratégies des plus grandes entreprises, de l'ivresse de la manipulation des données à grande échelle ou d'impératifs de rentabilité.

C'est comme cela que nous ferons un beau pied de nez au docteur Knock : en transformant les malades en des bien-portants qui s'ignorent…

Annexe

Manifeste des valeurs de l'AP-HP

Travaillant à l'Assistance publique-Hôpitaux de Paris, nous nous reconnaissons une responsabilité particulière pour porter collectivement une haute conception du service public hospitalier, pour être à la pointe de la médecine, pour faire bénéficier l'ensemble de nos patients des meilleurs soins, pour être un acteur majeur de la solidarité.

Nous souhaitons mériter la confiance de nos patients. Nous aspirons à ce que notre qualité et notre intégrité leur donnent envie d'apprécier, de respecter et d'être fiers du plus grand centre hospitalier universitaire européen que nous avons l'honneur de servir.

Nous attachons du prix à la dignité de la personne humaine. Nous faisons tout ce qui favorise l'égal accès à des soins de qualité.

Notre action est tournée vers le soin, vers l'innovation, vers la transmission des savoirs et des valeurs.

Nous considérons qu'aucune maladie, aussi rare soit-elle, ne doit être négligée, qu'aucune souffrance ne doit être ignorée, qu'aucun patient ne peut être laissé de côté.

Nous entendons concilier nos missions de proximité avec notre rôle de recours. Avec les universités auxquelles nous sommes liés, nous exerçons pleinement nos responsabilités de centre hospitalier universitaire de l'Île-de-France, tout en exerçant des missions nationales et en contribuant au rayonnement international de notre pays et de sa médecine. Au-delà du soin, de l'enseignement et de la recherche, nous nous reconnaissons une responsabilité d'acteur de la santé publique.

Nous cherchons à nous améliorer constamment, en nous interrogeant sur nos pratiques, en nous formant, en adaptant nos organisations, en étant soucieux des ressources qui nous sont confiées, en travaillant avec nos partenaires, en écoutant les patients. Nous sommes attachés à la notion d'équipe.

Si le rôle de nos responsables est de veiller à ce que nos organisations et nos moyens permettent que nos conditions de travail ne soient pas en contradiction avec les valeurs que nous portons, notre responsabilité collective est de faire en sorte que nos pratiques quotidiennes, individuelles et en équipe, soient en adéquation avec ces valeurs.

Nous considérons qu'il est de notre devoir d'être en première ligne pour défendre une conception exigeante de l'hôpital public face à toute tentation de remise en cause pour des raisons financières ou idéologiques.

Engagements

Nous sommes attachés à garantir un libre et égal accès aux soins, dans les meilleurs délais, sans condition de ressources, sans discrimination et dans le respect de la laïcité ; les partenariats que nous nouons avec d'autres établissements, avec la médecine de ville, avec les acteurs sanitaires et sociaux y contribuent.

Nous garantissons le respect des droits des patients et devons tout mettre en œuvre pour qu'ils expriment librement leur choix et leur consentement. Ils sont acteurs de l'amélioration de la qualité du service public hospitalier notamment par l'expression de leurs attentes, de leur satisfaction et de leurs suggestions. Nous avons à leur égard un devoir d'hospitalité.

Nous fédérons nos compétences au sein d'équipes ; tous les métiers de l'hôpital nous permettent d'assurer la continuité des différentes activités hospitalières, vingt-quatre heures sur vingt-quatre, trois cent soixante-cinq jours par an.

Nous avons à cœur d'intégrer pleinement nos collègues, avec une volonté particulière pour les personnes porteuses d'un handicap et l'absence de toute discrimination et le maintien d'une tradition de compagnonnage à l'égard des plus jeunes.

Nous échangeons dans un esprit de respect mutuel, qui contribue à la richesse de nos relations professionnelles et à la satisfaction de travailler ensemble. La qualité de vie au travail participe à des soins de qualité.

Nous cultivons nos connaissances et nous nous attachons à les partager et les transmettre. Nous sommes engagés dans une démarche continue d'amélioration de la sécurité des soins en déclarant les événements indésirables, en travaillant sur nos erreurs et en réfléchissant collectivement à nos défauts d'organisation pour les corriger.

Nous reconnaissons le rôle essentiel des représentants des usagers et l'importance de l'action des bénévoles et des volontaires au sein de nos hôpitaux.

Remerciements

Mes premiers remerciements vont à Manuel Carcassonne, pour m'avoir fait confiance, pour m'avoir laissé le temps, malgré mes retards successifs, et pour avoir cru à un projet qui n'était pourtant pas clair avant d'avoir été écrit.

Merci également à Capucine Ruat, dont les lectures utilement critiques de chaque version ont été décisives pour me mettre sur les bons rails et dont les suggestions subtiles ont permis de donner forme à un manuscrit loin d'être abouti. Merci à Virginie Plantard pour la dernière ligne droite.

Merci à Agnès Buzyn, ministre des Solidarités et de la Santé, qui connaît l'AP-HP au moins aussi bien que son directeur général, d'avoir été la première lectrice de ces pages.

Merci à Étienne Grass d'avoir, au mépris du droit à la déconnexion, réagi si promptement à mes interrogations en cours d'écriture, quelle qu'en soit l'heure, et de toujours savoir répondre à une vieille question par une idée nouvelle.

Merci à Mo Ogrodnik qui ignore que son appartement sur Washington Square m'a offert le cadre parfait d'une résidence d'écrivain.

Merci à Norman Manea, ce grand écrivain roumain, de m'avoir fait découvrir la savoureuse histoire de Google's pizza.

Merci à mon regretté ami Pierre Chiffre, compagnon d'Emmaüs, pour ce message, le jour de ma nomination : « On ne pourra plus dire que l'hôpital se fout de la charité. »

J'exprime ma reconnaissance à l'égard de toutes celles et tous ceux qui font partie de la formidable communauté de l'AP-HP, qui la font vivre, qui lui donnent le meilleur d'eux-mêmes, ceux que je côtoie quotidiennement, ceux que je croise sur leur lieu de travail, ceux avec lesquels nous débattons. J'aimerais contribuer à ce qu'ils puissent penser un jour, au moins in petto, à défaut de le dire tout haut, que leur maison progresse.

Table

Introduction 9

Santé, l'impossible débat ? 19
Retour sur une vocation 39
Les urgences 63
Le fil rouge de l'égalité des soins :
  à la reconquête du temps perdu 87
Hôtel ou hôpital ? 109
L'argent et la santé font mauvais ménage 129
Descendre à un étage 155
Dialogue social et 35 heures 169
Docteur data 193
Encore les conflits d'intérêts 221
À la reconquête de la reconnaissance 245

Conclusion. Médecine personnalisée
  contre médecine dépersonnalisée ? 269

*Annexe. Manifeste des valeurs
    de l'AP-HP* 275

Remerciements 279

*Cet ouvrage a été composé
par PCA, 44400 Rezé
et achevé d'imprimer en France
par CPI
pour le compte des Éditions Stock
21, rue du Montparnasse, 75006 Paris
en octobre 2017*

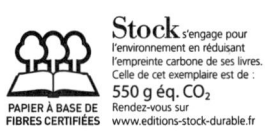

Stock s'engage pour
l'environnement en réduisant
l'empreinte carbone de ses livres.
Celle de cet exemplaire est de :
550 g éq. CO$_2$
Rendez-vous sur
www.editions-stock-durable.fr

PAPIER À BASE DE
FIBRES CERTIFIÉES

Imprimé en France

Dépôt légal : novembre 2017
N° d'édition : 01 – N° d'impression : 3025416
51-07-4412/6